Maroua Garma
Emna Doudech
Adel Bouguezzi

Novas perspectivas para enxertos autólogos em cirurgia oral

Maroua Garma
Emna Doudech
Adel Bouguezzi

Novas perspectivas para enxertos autólogos em cirurgia oral

ScienciaScripts

Imprint
Any brand names and product names mentioned in this book are subject to trademark, brand or patent protection and are trademarks or registered trademarks of their respective holders. The use of brand names, product names, common names, trade names, product descriptions etc. even without a particular marking in this work is in no way to be construed to mean that such names may be regarded as unrestricted in respect of trademark and brand protection legislation and could thus be used by anyone.

Cover image: www.ingimage.com

This book is a translation from the original published under ISBN 978-620-6-72584-8.

Publisher:
Sciencia Scripts
is a trademark of
Dodo Books Indian Ocean Ltd. and OmniScriptum S.R.L publishing group

120 High Road, East Finchley, London, N2 9ED, United Kingdom
Str. Armeneasca 28/1, office 1, Chisinau MD-2012, Republic of Moldova, Europe
Printed at: see last page
ISBN: 978-620-8-20786-1

ÍNDICE

INTRODUÇÃO

Nos últimos anos, temos assistido a um boom deslumbrante daimplantologia , que fez dos implantes dentários a primeira escolha para a substituição de dentes perdidos. Este facto deve-se às crescentes exigências estéticas e funcionais dos pacientes, cada vez mais tolerantes aos implantes dentários. soluções removíveis cada vez menos.No entanto, estas restaurações só são possíveis quando a qualidade e quantidade do osso e da gengiva são satisfatórias. De facto, os defeitos ósseos e gengivais podem representar um obstáculo a este procedimento, tendo sido desenvolvidas inúmeras estratégias, materiais e técnicas cirúrgicas para ultrapassar estas deficiências de substância. Vários procedimentos cirúrgicos foram propostos para aumentar o volume ósseo desfavorável, tais como os enxertos ósseos autógenos, a regeneração óssea guiada e a osteogénese de distração alveolar(1,2). Um outro tecido dentário, a dentina, tem sido recentemente estudado em todas as suas formas como uma nova alternativa para utilização como substituto ósseo. Numerosas técnicas de cirurgia plástica periodontal reconstrutiva e regenerativa, tais como enxertos pediculares, autoenxertos gengivais livres, enxertos de tecido conjuntivo e regeneração tecidular guiada, também têm sido adoptadas para tratar defeitos gengivais(3). Este livro está dividido em duas partes, uma dedicada à apresentação de dois casos clínicos que ilustram dois tipos de enxerto autógeno (ósseo e gengival). A segunda parte será dedicada a uma discussão das diferentes técnicas de enxerto autógeno em termos de interesse, indicações, limitações, riscos e resultados, bem como procedimentos inovadores.

OBSERVAÇÕES

1ER CASOS CLÍNICA

Um paciente de 25 anos consultou o departamento por razões funcionais e estéticas. Queixava-se de mobilidade dentária e de falha protética na coroa 21. O interrogatório revelou que o paciente tinha sofrido um traumatismo anterior na sequência de um acidente de viação há 5 anos.

O paciente está de boa saúde e não tem antecedentes médicos ou familiares que possam indicar a necessidade de cirurgia oral.

Ao exame clínico, 21 são coroadas, têm um bordo acinzentado no colarinho e são móveis de grau 2, e 11 são discrómicas com um teste de vitalidade negativo (fig.1).

Figura 1: Exame endo-oral

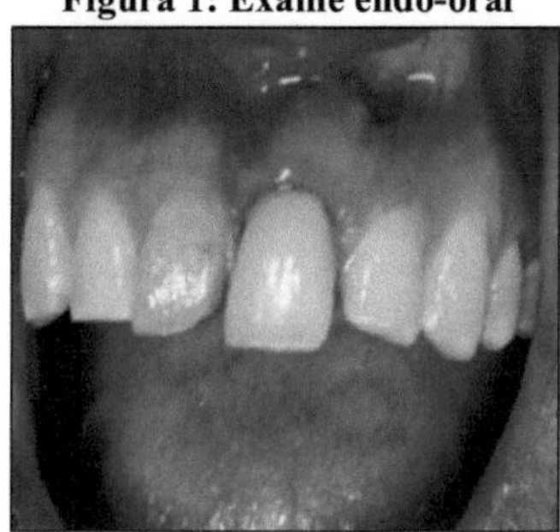

O exame radiológico mostrou uma coroa com um pino mal ajustado no 21, o dente foi tratado endodonticamente e duas imagens periapicais relacionadas com o 11 e o 21. As secções oblíquas sagitais de feixe cónico mostraram um colapso do córtex vestibular oposto aos incisivos centrais superiores. (Fig.2)

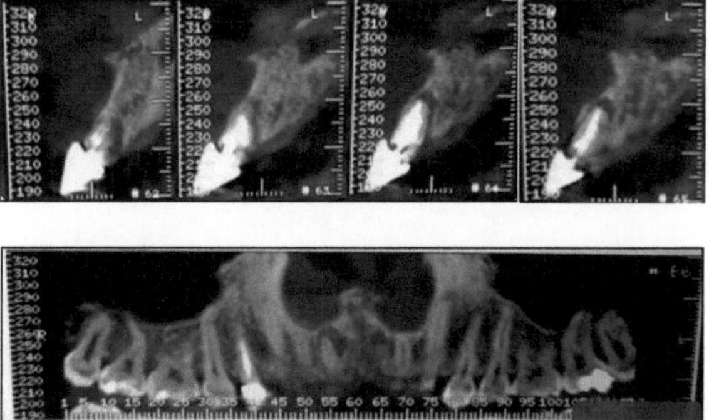

Figura 2: Exame radiográfico: cortes sagitais oblíquos e reconstrução panorâmica curvilínea

Na sequência deste exame, foi elaborado um plano de tratamento que incluía o tratamento endodôntico do dente 11, a extração do dente 21 e um enxerto ósseo autógeno pré-implantar com colheita do mento.
A primeira sessão consistiu na limpeza periodontal e no tratamento endodôntico de 11, seguida de uma segunda sessão para cirurgia.

Preparação do local de receção :

Em primeiro lugar, procedeu-se à extração atraumática do 21, que foi considerado irrecuperável, e à curetagem das duas lesões peri-apicais. A reabsorção óssea vertical e a espessura insuficiente do osso vestibulopalatino residual exigiram um enxerto ósseo autógeno pré-implante. (Fig.3)

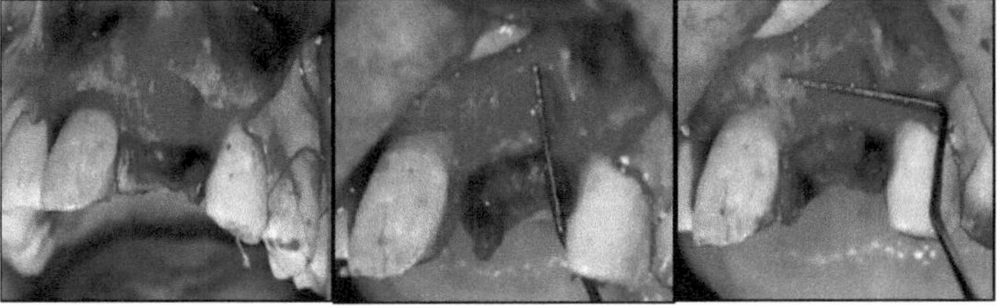

Figura 3: Aspeto clínico pós-extração e retalho descolado: Reabsorção do rebordo alveolar

Preparação do local do dador :

A escolha de uma colheita no queixo foi discutida com o doente. Foi descolado um retalho para-marginal de espessura total de canino a canino, foi realizada uma colheita retangular do queixo por piezocirurgia, depois o retalho foi colocado na sua posição inicial e fixado com uma sutura absorvível Vicryl 3-0 (Fig.4).

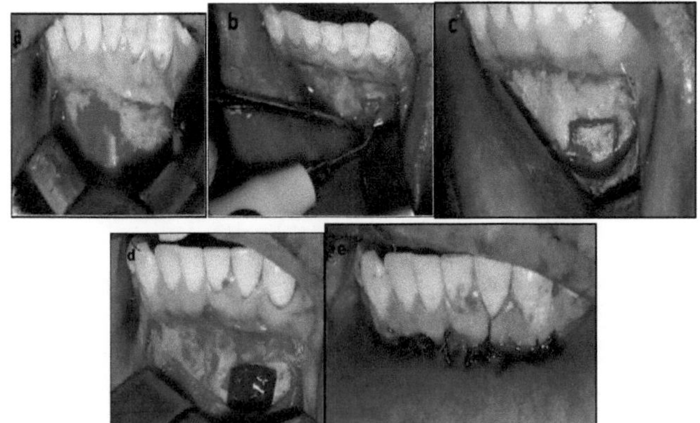

Figura 4: Colheita do queixo com piezocirurgia

a : Remoção de um retalho de espessura total,c, d : Preparação do enxerto do queixo e : Suturas

Depois de alisados os bordos e os ângulos com a ajuda da pastilha de piezocirurgia, o enxerto adaptado ao local recetor foi fixado à parede vestibular quebrada, ao nível do 21 extraído, com um parafuso de osteossíntese. Partículas de osso recuperadas da preparação do enxerto e misturadas com soro fisiológico foram adicionadas à volta do enxerto para assegurar uma transição homogénea do rebordo alveolar para o enxerto. O local recetor foi então coberto pelo retalho reposicionado e suturado, com vista a um implante subsequente quando o enxerto estivesse bem integrado (Fig.5).

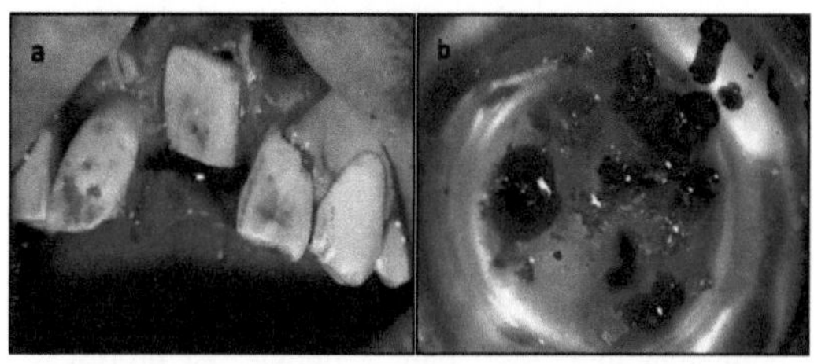

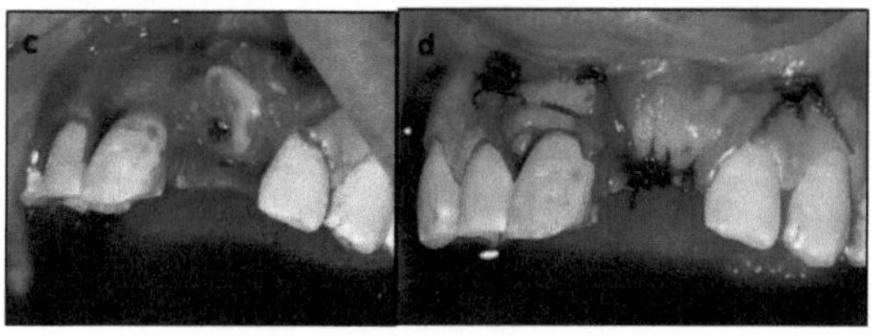

Figura 5: Colocação do enxerto
a : Adaptação do enxerto ao local recetor: Partículas de osso recuperadasc : Fixação do bloco ósseo e colocação do osso particulado : Sutura do retalho

2EME CASOS CLÍNICA

Um paciente de 58 anos de idade, em bom estado geral, foi encaminhado para o departamento de próteses parciais da Clínica de Medicina Dentária do Hospital Universitário de Monastir para a remoção de uma hiperplasia fibrosa na base do vestíbulo mandibular e um aprofundamento da região vestibular para uma possível reabilitação protética total estabilizada sobre implantes.

O paciente era edêntulo e tinha uma prótese total removível. O exame exo-oral mostrou uma redução na dimensão vertical da oclusão. O exame endo-bucal revelou uma lesão na mandíbula com aspeto de pseudo-mordida.

Tumor hiperplásico em forma de "folha de livro" na região anterior do fundo vestibular. A lesão estava coberta por mucosa não inflamatória, era macia à palpação e não hemorrágica. Na mandíbula, as superfícies de apoio estavam muito reabsorvidas, com uma mucosa queratinizada curta. O exame do palato revelou um eritema que contrastava fortemente com a palidez normal da mucosa, delimitada pelo bordo posterior da prótese maxilar. Esta lesão é consistente com candidíase subprotética.

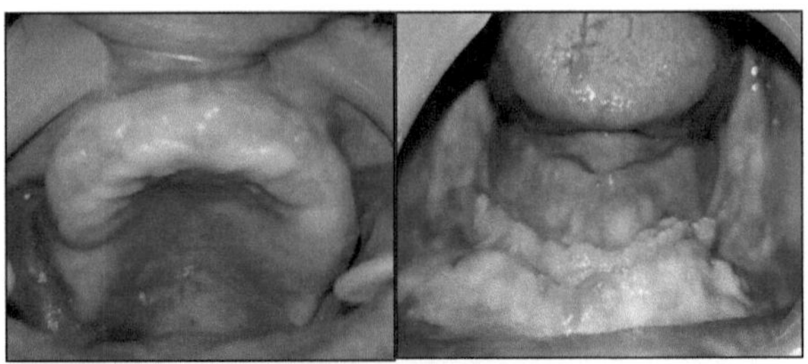

Figura 6: Exame endobucal

A análise da prótese maxilar revelou uma manutenção deficiente da prótese, associada a uma fratura da prótese maxilar reparada.

Após este exame, foi proposto ao paciente um plano de tratamento cirúrgico-protético. Em primeiro lugar, foi feita uma motivação para a higiene da prótese e da mucosa, com a prescrição de um colutório composto por um antifúngico (Fungizone), uma solução de bicarbonato a 14 ‰ e um antissético à base de clorexidina (Eludril), a aplicar 3 a 4 vezes por dia durante 21 dias. Seguiram-se sessões de controlo da candidíase sob a prótese. Após 3 semanas da primeira consulta, procedeu-se à excisão da lesão associada ao aprofundamento vestibular: foi administrado um anestésico local (Mepivacaína 2% com Adrenalina 1: 80.000) na mucosa vestibular e na mucosa labial desde o sector pré-molar direito até ao lado pré-molar esquerdo, seguindo-se uma incisão de espessura parcial, seguindo os limites da hiperplasia fibrosa, que foi excisada numa largura de cerca de 10 a 12 mm, estendendo-se desde o 2° pré-molar mandibular direito até ao lado contralateral, expondo assim o tecido conjuntivo subjacente.

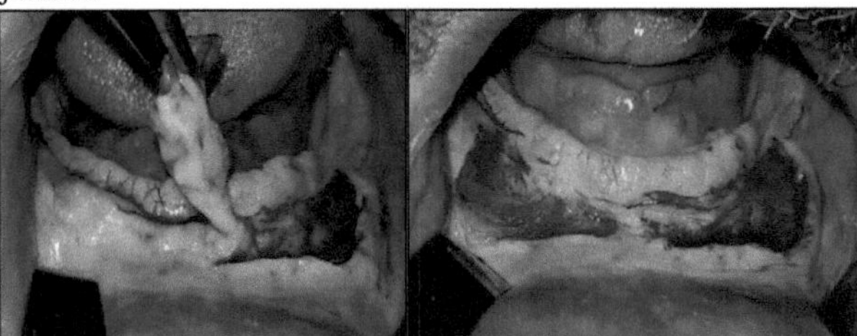

Figura 7: Remoção da fissura epulis

A margem inferior da incisão foi suturada na sua nova posição com suturas periosteais interrompidas, primeiro na linha média e depois noutros pontos ao longo da incisão, utilizando Vicryl 3-0 não absorvível.

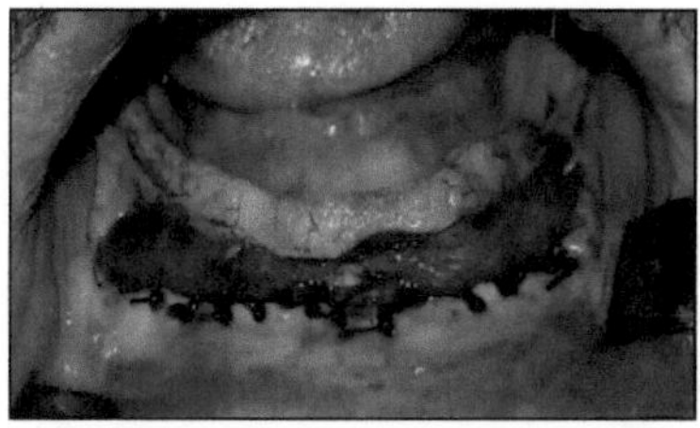

Figura 8: Suturas periosteais interrompidas

O enxerto epitelial-conectivo foi colhido da mucosa palatina oposta à região dos pré-molares, a uma distância do topo da crista, e depois dissecado em espessura parcial, de modo a preservar uma camada de tecido conjuntivo na superfície óssea do local doador (Fig. 9), e o tecido adiposo na sua superfície interna foi então removido (Fig. 10 e Fig. 11).

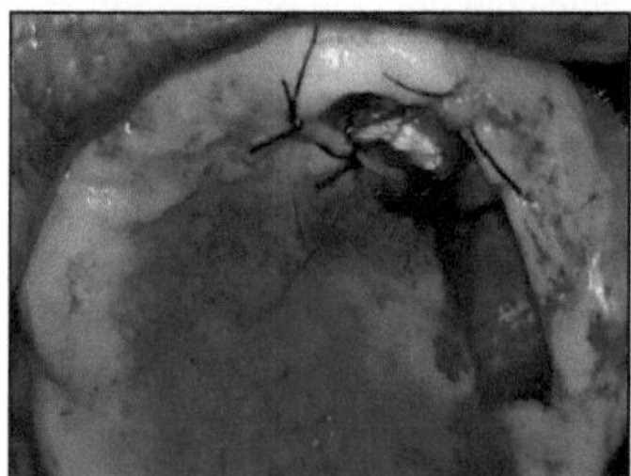

Figura 9: Local de amostragem palatal

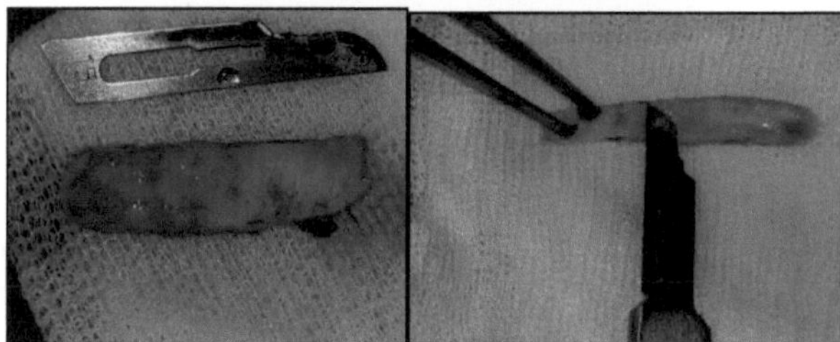

Figura 10: Enxerto palatino excisado

Figura 11: Remoção de tecido adiposo do interior do enxerto

O enxerto foi então imobilizado com pontos simples (em cada ângulo superior) e depois plaqueado com suturas de colchão verticais com ancoragem periosteal, para assegurar a imobilização em caso de tração labial (Fig. 12).

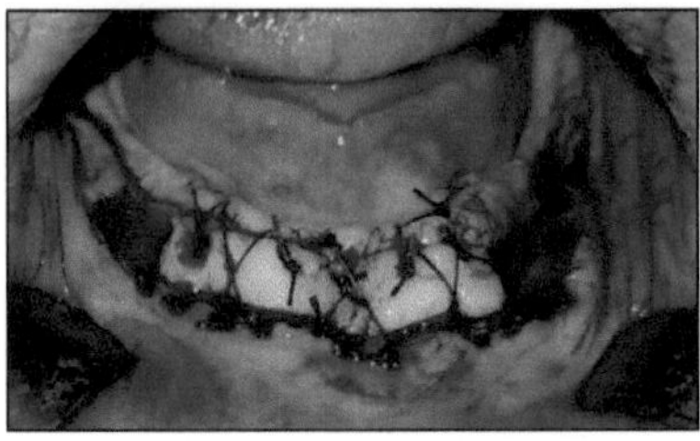

Figura 12: Enxerto suturado no local recetor preparado por vestibuloplastia

Não foi aplicado qualquer penso periodontal. As instruções pós-operatórias incluíram uma dieta suave, movimentos faciais limitados durante 14 dias e nenhuma escovagem à volta do local da cirurgia durante 3 dias após a cirurgia, bem como uma bexiga de gelo sobre o lábio inferior. O doente deve enxaguar suavemente com um colutório de clorexidina a 0,2% duas vezes por dia durante 2 semanas. Foram prescritos amoxicilina 2g e ibuprofeno 400 mg durante 5 dias. A prótese total antiga foi revestida com um material de condicionamento de tecidos "Kerr Fit" (fig. 13).

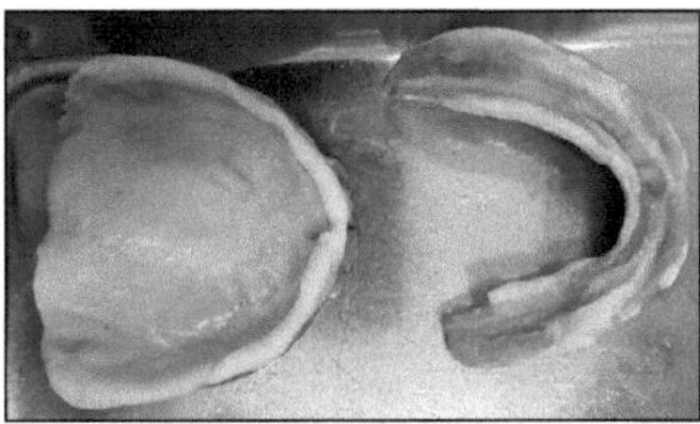

Figura 13: Reajuste da prótese total com o Kerr fit

A cicatrização pós-operatória favorável foi observada duas semanas depois, quando as suturas foram removidas e o paciente referiu desconforto, particularmente no local doador. Dois meses mais tarde, a prótese total definitiva foi entregue ao paciente e observou-se uma integração perfeita do volume protético, bem como a retenção e estabilidade que daí resultaram. A vestibuloplastia resultou numa prótese mandibular completa, bem estendida, estável e retentiva. (fig. 14).

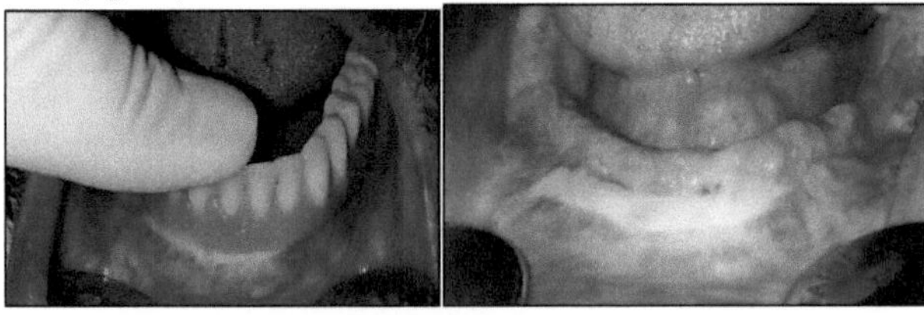

Figura 14: Estado pós-operatório após 2 meses

DISCUSSÃO

I. ENXERTO ÓSSEO AUTÓGENO

Os enxertos ósseos são procedimentos de transferência de tecido ósseo de qualquer qualidade para um local ósseo recetor, com o objetivo de aumentar o volume ósseo quando este é insuficiente. Este aumento permite uma maior estabilidade e longevidade dos resultados dos implantes e das próteses.

Trata-se de um auto-enxerto se o enxerto for proveniente do próprio recetor, o que garante que não provoca qualquer reação imunitária e não apresenta qualquer risco de transmissão de doenças.

Os enxertos ósseos autólogos são considerados o "gold standard" para a reabilitação de áreas atróficas, com boa fiabilidade e previsibilidade para a posterior colocação de implantes, independentemente da área doadora(3).

No entanto, apesar de um número significativo de publicações que relatam resultados favoráveis com estes diferentes procedimentos cirúrgicos, continua a existir uma controvérsia considerável relativamente à escolha da técnica mais fiável e adequada, que confere ao osso propriedades semelhantes às do local recetor, o que se deve frequentemente à falta de estudos comparativos(1).

1. Interesse

1.1. Benefícios

Independentemente do local de onde é retirado, intra ou extra-oral, o G.O.A. continua a ser o procedimento de eleição, o "gold standard" na reconstrução óssea. O osso autógeno possui propriedades mecânicas corticais e propriedades osteogénicas do osso esponjoso que nenhum aloenxerto, xenoenxerto ou material aloplástico conseguiu alcançar.

Uma das principais vantagens da G.O.A. é o suporte estrutural; os enxertos ósseos variam na sua capacidade de suportar cargas mecânicas. Os enxertos corticais podem suportar cargas mecânicas razoáveis, enquanto os enxertos esponjosos só resistem à compressão, e mesmo assim de forma limitada. Estas propriedades mecânicas variam muito em função do local do dador(4,5).

O G.O.A. é osteogénico na medida em que contém elementos celulares e factores de crescimento, e é capaz de induzir a angiogénese e o crescimento de células estaminais mesenquimais necessárias para a formação de novo osso(4).A osteoindução, que se refere ao recrutamento, proliferação e diferenciação de células estaminais mesenquimais através de factores de crescimento como as proteínas morfogenéticas ósseas, é uma propriedade importante do G.O.A.(4). Através da sua matriz microscópica, o G.O.A. fornece o suporte para a população celular essencial para a formação óssea, garantindo assim a osteocondução(4,5). O G.O.A. oferece ainda outras vantagens como a histocompatibilidade, a ausência de risco de transmissão de doenças e uma menor reabsorção do que os aloenxertos e xenoenxertos (4)(6).

1.2. Desvantagens

A oferta limitada de volume ósseo, o potencial de morbilidade e de superinfeção da zona dadora e das estruturas adjacentes e o tempo de tratamento prolongado são os principais riscos da G.O.A.(4,7)(8).

2. Técnica

2.1. amostragem

Uma variedade de locais anatómicos dadores podem ser adequados para a colheita de enxertos ósseos autógenos, incluindo o osso ilíaco, clavícula, costelas, tíbia, fíbula, processo coronoide, cintura zigomática, tubérculo maxilar, ramo mandibular e região do queixo(8).

2.1.1. Extra- sítios orais

2.1.1.1. Fíbula (9,10)

Trata-se de um retalho livre versátil que pode ser utilizado como retalho livre ósseo ou osteocutâneo.
Este tipo de enxerto fornece um grande calibre de osso de boa qualidade, suscetível de ser moldado, mas requer um longo período de cicatrização e pode causar complicações no que respeita à mobilidade do hálux (9).

2.1.1.2. Osso ilíaco

A crista ilíaca é muito frequentemente utilizada; este local é particularmente adequado para a reconstrução da mandíbula devido ao contorno natural do osso, e a sua curvatura torna-o disponível para implantes endósseos. Esta crista ilíaca tem uma grande quantidade de osso acessível com uma proporção adequada deosso cortical para osso esponjoso, mas pode levar a morbilidades no local do dador, incluindo hematoma, dormência na região da anca e formação de hérnia (9,11). É mais frequentemente utilizada no tratamento do cancro ou de traumatismos que exijam grandes quantidades de osso (12)

2.1.1.3. Clavícula

A extração do enxerto ósseo clavicular pode ser uni-cortical ou bi-cortical. O enxerto ósseo clavicular uni-cortical apresenta uma óptima relação benefício/risco. (13) A sua localização no mesmo campo operatório, facilitando a acomodação do paciente, a sua origem membranosa, garantindo uma menor reabsorção, e a quase ausência de dor e morbilidade, acrescentam um valor significativo à colheita de osso clavicular, no entanto, quanto maior o tamanho da amostra, maior o risco de fratura, mesmo que a amostra seja colhida numa espessura unicortical. A reconstrução facial tridimensional com osso clavicular é também uma dificuldade na obtenção da forma desejada. É consensual que o planeamento virtual assistido por computador permite obter resultados mais previsíveis, pelo que se está a tornar indispensável na cirurgia reconstrutiva(11,13).

2.1.1.4. Comparação de diferentes enxertos ósseos extra-

A análise das dimensões ósseas por meio de radiografias convencionais após enxertos de crista ilíaca e fibular mostrou boa manutenção vertical, com relatos de reabsorção óssea variando de 0 a 12% no enxerto ilíaco e de 2 a 20% no enxerto fibular, num período pós-operatório de 17 a 47 meses(14).Os autores (Wilkman et al (15)) observaram uma diminuição contínua do volume ósseo ao longo do tempo, principalmente nos enxertos livres de escápula e crista ilíaca, que se manteve por vários anos. O enxerto de fíbula apresentou menor perda de volume ósseo. Esta estabilidade e fiabilidade do volume ósseo podem dever-se à maior proporção de osso cortical em comparação com outros ossos habitualmente utilizados. Para além disso, o enxerto de fíbula mostrou a possibilidade de formação de osso aposto, o que levou a um aumento do volume ósseo ao longo do tempo. Não foi encontrada influência significativa da idade ou da radioterapia adjuvante na estabilidade do enxerto. (14) Chen et al(16) descrevem a superioridade do enxerto ilíaco sobre o enxerto fibular em termos de infecções pós-operatórias, taxas de cicatrização e taxas de pseudartrose/união.

2.1.2. Intra- locais orais

Os locais dadores intra-orais incluem o ramo, a sínfise, a tuberosidade maxilar e o zigomático. O ramo e a sínfise são considerados os locais doadores mais comuns para o aumento autógeno (2). Estes locais oferecem a vantagem de estarem próximos dos locais receptores, a ausência de cicatrizes cutâneas, a possibilidade de serem realizados sob anestesia local e em regime de ambulatório, o que diminui o stress para o paciente, e a acessibilidade cirúrgica prática(8). Como resultado, os locais de dadores intra-orais são geralmente preferidos pelos cirurgiões para o transplante ósseo. A escolha de um local de dador intra-oral depende geralmente do volume de osso de substituição necessário e da situação anatómica do paciente(6).

2.1.2.1. A região do queixo

A região do queixo é o local doador mais utilizado para enxertos ósseos autógenos intra-orais.

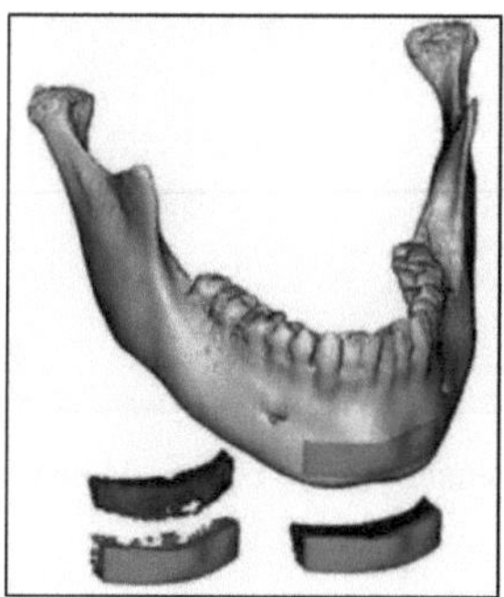

Figura 15: Imagem tridimensional do volume do enxerto sinfisário possível Verde: o volume do enxerto cortical A vermelho: o volume do enxerto esponjoso(17).

- **Vantagens :**

O osso sinfisário é de origem membranosa, pelo que é mais resistente à reabsorção do que os enxertos de osso endocondral e pode tolerar facilmente o movimento ortodôntico dos dentes. O osso cortical retirado deste local contém uma maior quantidade de proteínas promotoras, sendo também possível uma rápida revascularização do enxerto ósseo. Este local doador também se caracteriza pela facilidade de colheita e pela ausência de incisão na pele. (8)(17,18)

- **Desvantagens**:

A extração de uma grande quantidade de osso comporta o risco de alterar o contorno da mandíbula, o que pode ter repercussões estéticas negativas. De facto, de acordo com as investigações realizadas por vários estudos, existe um defeito residual na sínfise mandibular em todos os pacientes submetidos à remoção de enxertos. Estima-se um volume ósseo moderado de 2,3 ml para os blocos ósseos mandibulares; esta quantidade não é suficiente para grandes defeitos, nomeadamente fendas bilaterais(18)(17).

- **Complicações pós-operatórias** :

Podem ocorrer agravamentos, como perturbações sensoriais, obliteração e necrose da polpa, danos no osso e na medula óssea ou mesmo problemas de saúde(18).

2.1.2.2. Ramus mandibular

A amostragem dinâmica interessa o segmento lateral-distal do corpo mandibular e o segmento ântero-inferior do ramo.

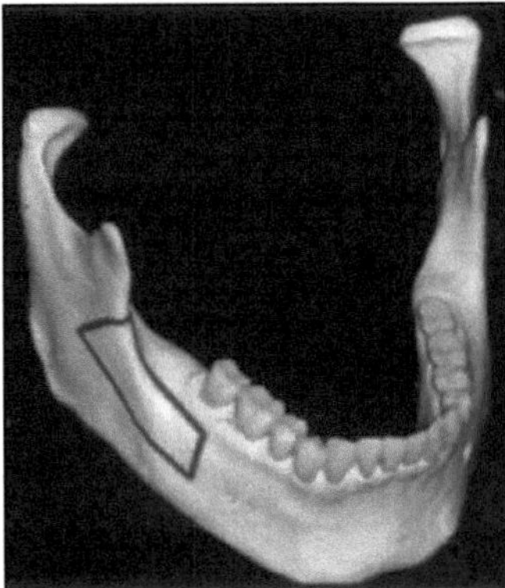

Figura 16: Imagem tridimensional do volume de enxerto radicular possível (19)

- **Vantagens :**

Um volume relativamente grande pode ser removido com sucesso do ramo com uma baixa taxa de complicações, se o protocolo cirúrgico for seguido. Apesar do facto de uma grande parte da linha oblíqua externa ser eliminada, praticamente não existem consequências estéticas ou funcionais. Também não tem qualquer efeito nos dentes adjacentes(20).

O enxerto ósseo autógeno do ramo mandibular é caracterizado por osso cortical denso com menos osso esponjoso, em comparação com a qualidade do osso do enxerto do mento. (8)

➢ **Desvantagens:**

A abordagem cirúrgica é relativamente mais complexa do que para outros locais, e o tamanho da amostra é limitado a um bloco retangular de 30x10x4mm. A morbilidade do local doador é um fator a ter em conta quando se escolhe o ramo mandibular como fonte de enxerto ósseo,

➢ **Complicações pós-operatórias :**

Embora tenham sido registadas complicações pós-operatórias, estas não são frequentes. A rigidez, a limitação da mobilização do vestíbulo e a alteração e diminuição da sensibilidade nas áreas inervadas adjacentes podem ser evitadas quando a execução cirúrgica é adequada. A recuperação é influenciada pela idade do paciente e pela lesão cirúrgica direta(21).

2.1.2.3. Palácio

O palato oferece uma série de locais de colheita possíveis, a região retro-incisiva pode ser considerada para reconstrução óssea de pequena a média dimensão e a região pré-molar parece oferecer osso suficiente a distâncias seguras do seio maxilar e dos ápices pré-molares.

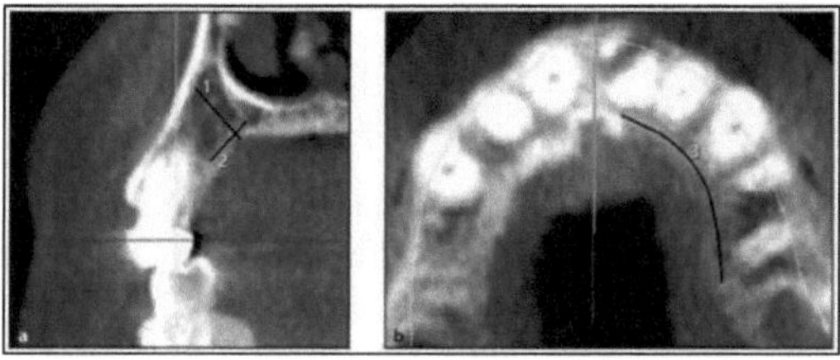

Figura 17: Secções horizontais e axiais de um possível volume de enxerto palatino 1 : Largura máxima2 : Altura máxima3 : Comprimento máximo (22)

➢ **Benefícios**

A relação benefício/risco é favorável para este tipo de colheita, uma vez que os locais dador e recetor podem ser integrados no mesmo campo cirúrgico, o que pode limitar a evolução pós-operatória. Oferece também uma zona de colheita de fácil acesso e uma quantidade de osso suficiente para tratar um defeito ósseo num único implante ou em dois implantes, com a possibilidade de colheita bilateral para aumentar o volume de osso autógeno disponível, limitando as distâncias de segurança em relação às estruturas anatómicas vizinhas (22)(23).

➢ **Desvantagens**

A quantidade de osso que pode ser retirada do palato é baixa, devido à presença do canal incisal, do assoalho nasal, do seio maxilar e das raízes dos dentes superiores. Esses valores de volume ósseo podem ser influenciados por fatores externos, como o uso de aparelho ortodôntico no passado ou histórico de cirurgia nessas áreas. (22)(23)

➢ **Complicações pós-operatórias :**

Estudos de acompanhamento pós-operatório mostram que os doentes não sentem qualquer desconforto na zona dadora e que a dor é relativamente baixa. Os estudos in vivo mostram uma taxa de insucesso muito baixa(23).

2.1.2.4. Tuberosidade maxilar

Os enxertos da tuberosidade maxilar são mais acessíveis e oferecem melhores resultados pós-operatórios do que os sítios intra-orais mandibulares. A tuberosidade maxilar apresenta os valores mais baixos em termos de densidade óssea, bem como um córtex muito fino, o que pode levar a um elevado risco de reabsorção, e permite a utilização de pequenas quantidades de enxertos(22).Esta localização apresenta o risco de intrusão no seio e o risco de invasão da bola de Bichat(23).

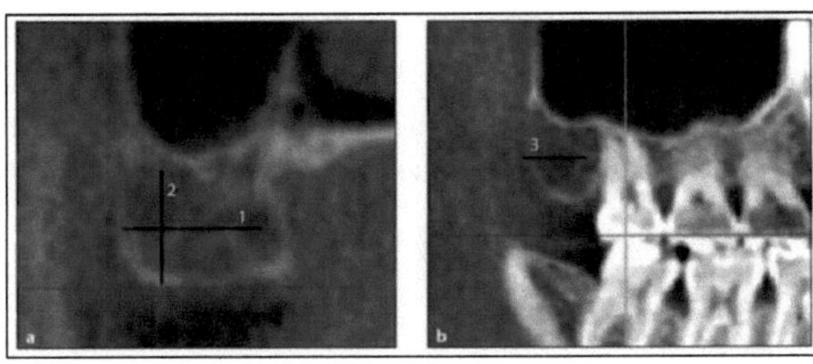

Figura 18: Secção coronal oblíqua e reconstrução panorâmica de um possível enxerto de tuberosidade 1: Largura máxima 2 : Altura máxima 3 : comprimento máximo (22)

2.1.2.5. Comparação de diferentes enxertos orais intra-

- **Qualidade dos ossos :**

Estudos demonstraram que a reabsorção horizontal precoce (4 meses após o enxerto ósseo) do enxerto do ramo foi significativamente menor do que a do enxerto do mento. Além disso, a espessura residual da tábua óssea enxertada a partir do ramo foi significativamente maior do que a do mento.

Para investigar a razão pela qual o enxerto de ramo tinha uma melhor estabilidade do enxerto, foram analisados os seguintes factores conhecidos por afectarem a reabsorção do enxerto ósseo autógeno:

(1) A origem embrionária do enxerto (os enxertos ósseos membranosos têm uma reabsorção mínima em comparação com o osso endocondral),

(2) Relação entre o osso cortical e o osso esponjoso,

(3) A adaptação dos enxertos ósseos aos locais receptores é essencial para a sua incorporação, que é um processo em que o tecido ósseo do local recetor cresce para dentro do enxerto ósseo, formando depois sistemas haversianos. O tecido ósseo só migra suavemente para o enxerto ósseo se este estiver em contacto estreito com o local recetor, o que também é benéfico para a revascularização do enxerto, evitando micromovimentos.

O ramo e a sínfise são ambos osso membranoso, mas a grande maioria dos enxertos no ramo são osso cortical e os da sínfise são osso cortico-caneloso.
O osso cortical tem melhor resistência mecânica para manter o volume do enxerto e transferir as forças de mordida após a carga(2).

- **Complicações :**

Parece haver uma tendência para uma pontuação de dor mais elevada, e dor mais prolongada e maior necessidade de analgésicos após a colheita de enxerto ósseo autógeno na região do queixo em comparação com o ramo mandibular, de acordo com o questionário e a EVA, embora a dor durante a mastigação tenha sido significativamente maior após a colheita no ramo mandibular.(8)
Em vários estudos, não foram relatadas diferenças nas infecções após a colheita de enxerto ósseo autógeno na região do queixo ou do ramo. Não foram registadas diferenças na deiscência da mucosa após a colheita de enxerto ósseo autógeno na região do mento ou do ramo mandibular.
Uma pesquisa estatística constatou que a alteração da sensibilidade dos incisivos inferiores foi relatada por 29% dos pacientes após a retirada de enxerto ósseo autógeno da região do mento, enquanto que nenhuma alteração na sensibilidade dos dentes adjacentes foi relatada após a retirada do ramo mandibular(8).

No entanto, a seleção de um local doador intra-oral específico para a colheita de um enxerto ósseo autógeno baseia-se em vários aspectos, incluindo a preferência do cirurgião, a quantidade e qualidade do osso necessário, o acesso ao local doador e potenciais complicações cirúrgicas.

2.2. Comparação entre tipos de enxertos ósseos autógeno

O procedimento escolhido para o aumento ósseo deve ser o mais simples e menos invasivo, com o menor risco de complicações e no mais curto espaço de tempo. O cirurgião e o doente devem ponderar as vantagens e desvantagens dos procedimentos a selecionar. (3)

2.2.1. Comparação entre o auto-enxerto esponjoso e o auto-enxerto cortical

Os enxertos ósseos, quer sejam auto-enxertos ou aloenxertos, são descritos como corticais ou esponjosos, consoante o tipo de osso colhido. Os auto-enxertos ósseos podem ser classificados em duas categorias: não vascularizados e vascularizados.

	Auto-enxerto esponjoso	Auto-enxerto cortical
Benefícios	+ Andaimes porosos tridimensionais :	+ Osteocondutor
	altamente osteocondutor	+ Melhor suporte estrutural
	+ Osteócitos e células estaminais, bem como	
	do que as células da medula espinal:	
	osteogénico	
	+ Factores de crescimento: osteoindutores	
Desvantagens	- Apoio estrutural inicial deficiente	- Menor atividade biológica
	melhora à medida que o osso se forma.	do que os enxertos esponjosos:
		menos área de superfície e menos
		matriz celular do que o osso
		esponjoso
		- Mais tempo para
		revascularização
Sítio Web de	a crista ilíaca, a espinha ilíaca posterior	Ramus
amostragem	o fémur, a tíbia, o rádio ou o	Região de Chin
	a tuberosidade maxilar.	

2.2.2. Comparação entre o auto-enxerto em bloco e particulate

Um bloco de osso autógeno tem melhor resistência mecânica do que o osso particulado, pelo que demonstra superioridade na reparação de defeitos ósseos horizontais graves com uma morfologia de arco ósseo plano e defeitos verticais.

O enxerto ósseo autógeno em bloco é considerado a modalidade preferida para a reparação de defeitos ósseos de Terheyden 2/4 e 3/4. No entanto, o enxerto ósseo em bloco apresenta o problema da fraca adaptação ao leito recetor, o que pode levar a tempos de cicatrização mais longos e a uma menor taxa de sucesso(2).

2.3. Diferentes técnicas

A seleção da técnica de enxerto ideal é um assunto multifatorial altamente discutível, dependendo principalmente de cada situação clínica, como as dimensões do osso remanescente disponível, a proximidade de estruturas vitais, a qualidade dos tecidos moles, o estado sistémico do paciente e as preferências e competências do operador(24).

2.3.1. Enxertos livres vascularizados

O retalho osteocutâneo vascularizado da fíbula tem sido bem descrito na literatura como a opção reconstrutiva de primeira escolha para defeitos de maxillectomia. É um retalho capaz de proporcionar uma reconstrução imediata com a possibilidade de implantes dentários imediatos. Permitem a reconstrução de defeitos compostos tanto em tecido mole como em osso(9).

A reconstrução óssea microvascular desempenha um papel importante na restauração da unidade oro-mandibular e optimiza os resultados estéticos e funcionais, particularmente em pacientes sem radioterapia adjuvante(14).

A reconstrução mandibular continua a ser um grande desafio morfológico e funcional. O padrão de ouro atualmente aceite para a reconstrução de grandes defeitos mandibulares é a utilização de retalhos ósseos autólogos livres(14).

➢ **Cirurgia assistida por computador :**

A Cirurgia Assistida por Computador (CAS), que é frequentemente utilizada para descrever a cirurgia, onde se pode conseguir o planeamento, a prototipagem rápida de guias e modelos cirúrgicos e, recentemente, a pré-identificação de orifícios de perfuração, nervos e margens tumorais. Os avanços recentes incluem o planeamento da reabilitação pré-operatória para além da reconstrução óssea, como o Jaw In A Day(9,25).

O planeamento cirúrgico virtual ganhou uma popularidade significativa e uma utilização generalizada devido à melhoria da precisão cirúrgica e à redução do tempo operatório. A maioria dos tomógrafos maxilofaciais e tomógrafos de feixe cónico actuais adquirem dados suficientes para realizar esta tarefa, embora as secções de 1 mm do tomógrafo maxilofacial sejam ideais. Em primeiro lugar, permite que os cirurgiões realizem a sua cirurgia no pré-operatório e planeiem com antecedência, permitindo-lhes visualizar possíveis dificuldades e complicações. Em segundo lugar, com um "envolvimento" do tumor, é possível planear as margens de ressecção no ponto de vista tridimensional (3D) e, assim, classificar a reconstrução de acordo com o defeito esperado após a aplicação da margem cirúrgica. Em terceiro lugar, utilizando as capacidades de espelhamento, podem ser criados modelos tácteis avançados em que as placas podem ser pré-formadas ou o PSI pode ser criado com impressão 3D. As opções de impressão 3D incluem titânio, PEEK (poliéter-éter-cetona) ou PEKK (poliéter-cetona-cetona). Por último, os recentes avanços com orifícios de parafuso preditivos, implantes endósseos e enxertos nervosos imediatos permitem uma reconstrução mais rápida com uma reabilitação dentária e neural óptima. (9) (25)

A cirurgia assistida por computador (CAS) para a reconstrução mandibular está em franca expansão, e há um número crescente de indicações para a reconstrução maxilofacial. A utilização de guias de corte personalizados para esta indicação reduz consideravelmente os tempos cirúrgicos, melhora a restauração dentária e a aparência pós-operatória e parece melhorar a precisão da reconstrução, mas o custo do procedimento continua a ser bastante exorbitante para os pacientes. Alguns autores desenvolveram um guia de corte "universal" para osteotomias fibulares para obter um ângulo de sínfise de 120° e um comprimento de sínfise de 25 mm. Consideramos que não é necessário distinguir entre reconstruções mandibulares masculinas e femininas. O "guia de corte universal", concebido através de meios anatómicos, alargaria as indicações para as reconstruções mandibulares guiadas, permitindo que um maior número de pacientes pudesse beneficiar de reconstruções guiadas, sem custos e tempos de fabrico elevados.(26)

2.3.2. Não enxerto vascularizado

Os blocos de osso autógeno podem atuar como um suporte osteocondutor para o crescimento vascular e celular, mantendo um volume constante e adequado para uma remodelação constante e uma mineralização adequada. Os enxertos em bloco também demonstram melhor formação de osso vital e mineralizado com organização lamelar nos locais de enxerto em comparação com outros enxertos(27).

Os enxertos ósseos livres têm de ser pequenos para sobreviver, uma vez que não existe um fornecimento de sangue intrínseco. Pensa-se que estes enxertos correm um maior risco de reabsorção ao longo do tempo devido à sua dependência da vascularização adjacente(28).

Outra consideração a ter em conta quando se utilizam enxertos ósseos não vascularizados é a potencial necessidade de radiação adjuvante. A radiação pode aumentar o risco de não união, reabsorção e extrusão de material, pelo que a histologia do tumor e a potencial necessidade de tratamento adjuvante devem ser tidas em conta aquando da escolha da reconstrução.(28)

2.3.2.1. Enxerto onlay

Este tipo de enxerto é utilizado para reconstruir a crista maxilar ou mandibular. O objetivo é obter um volume de osso compatível com a colocação funcional e estética de um implante dentário e respectiva prótese, podendo ser transversal para tratar defeitos horizontais ou vertical para tratar defeitos verticais. deficiências de altura com uma menor taxa de sucesso.

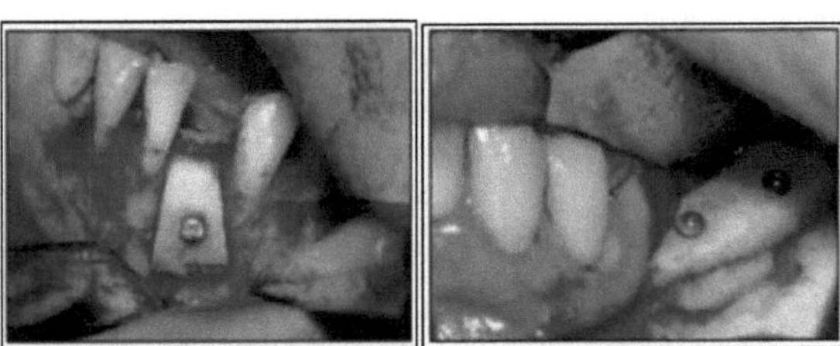

Figuras 19 e 20: Enxertos onlay horizontais e verticais em blocos trans-venerados

- **Indicações:**

O enxerto onlay transversal é utilizado para restabelecer as relações maxilomandibulares e o alinhamento compatível com uma oclusão estável da futura prótese, enquanto o enxerto onlay vertical é utilizado para corrigir a posição relativa do nervo alveolar inferior, que constitui os principais limites anatómicos. Esta aposição vertical será também indicada nos casos em que o espaço protético é muito aumentado, de forma a garantir uma melhor integração estética e funcional da coroa implanto-suportada(29).

A técnica de auto-enxerto em bloco onlay com colocação imediata do implante pode levar a uma maior osseointegração com melhor fixação primária e estabilidade do enxerto no local recetor, melhorando assim as taxas de sucesso do procedimento e minimizando a quantidade de perda de osso da crista que ocorre principalmente após a colocação do enxerto. Este procedimento combinado também reduz o número de cirurgias necessárias para a reconstrução óssea, reduzindo assim o desconforto do paciente após múltiplas cirurgias na mesma área(24) (30).

➤ **Desvantagens :**

Os enxertos ósseos onlay esticam e deformam o envelope de tecido mole sobrejacente, gerando forças de recuo que actuam diretamente sobre o enxerto em bloco. Isto poderia explicar a quantidade significativa de reabsorção do enxerto encontrada em vários estudos(24,30).

➤ **Complicações :**

A deiscência do retalho e a exposição do enxerto durante a cicatrização foram registadas em alguns doentes que foram submetidos a este tipo de cirurgia num curto espaço de tempo. tempo que variou entre 10 dias e 2 meses. Também foi relatado que a parte exposta do enxerto em bloco apresentou sinais clínicos de necrose três semanas depois.
O tratamento da complicação consiste na irrigação diária com soro fisiológico normal ou no arredondamento e minimização da parte exposta do enxerto em bloco, com o novo encerramento do retalho (24).

2.3.2.2. Enxerto interposicional: sandwich

O enxerto ósseo de interposição pode ser realizado na mandíbula e na maxila para compensar defeitos ósseos transversais ou verticais. Consiste na realização de uma osteotomia para criar um espaço entre dois volumes ósseos pediculados e interpor osso(29).

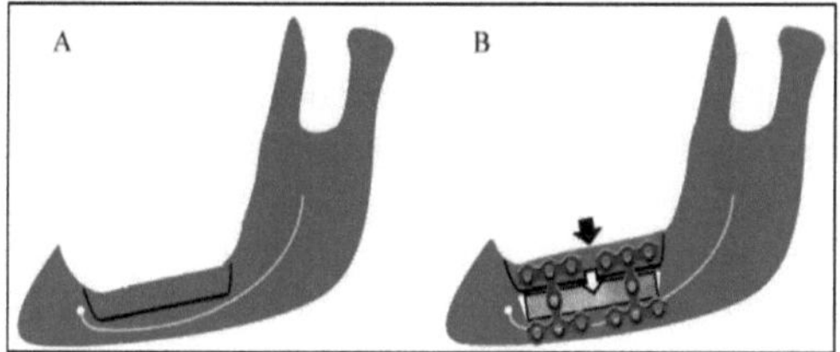

Figura 21: A técnica de enxerto interposicional

A: Osteotomia trapezoidal; B: Segmento elevado e enxerto cortico-esponjoso fixado com miniplacas (31)

➤ **Vantagens :**

A base e os lados do enxerto estão em contacto íntimo com o leito recetor. O resultado é uma superfície de contacto entre o enxerto e o hospedeiro que é mais do que duplicada. Este maior contacto leva a uma maior interação enxerto-hospedeiro.
O enxerto interposicional converte o defeito de parede única num defeito de quatro paredes. Cortellini et al (32) demonstraram que o preenchimento ósseo melhorava significativamente à medida que o número de paredes residuais do defeito aumentava. O enxerto também

permanece protegido de quaisquer tensões prejudiciais que recaiam sobre o rebordo alveolar. A colocação do enxerto entre duas camadas de osso pediculado acelera a angiogénese no enxerto, resultando num aumento do potencial de atividade osteoindutora e osteocondutora e numa maior atividade biológica.

Isto pode ser considerado superior ao enxerto em bloco onlay, em que a angiogénese ocorre principalmente numa direção e o contacto entre o enxerto e o hospedeiro também é reduzido(33).

- **Indicações:**

O enxerto interposicional permite a colocação de um implante em cristas ósseas finas após a separação dos córtices ósseos palatino e vestibular (ou lingual), mas requer uma espessura mínima de 3 mm para tentar dividir a crista. Isto permite um mínimo de 1 mm de córtex vestibular e lingual e 1 mm de osso esponjoso no meio para facilitar a divisão e a mobilização da placa vestibular.

A extensão anteroposterior do defeito também é um fator importante: Defeitos mais longos (espaços de três ou mais dentes) foram mais difíceis de separar devido à rigidez inerente do osso mandibular. Nesses casos, a divisão do segmento longo por um corte vertical em dois segmentos menores facilitou a divisão e a mobilização. (30,33)

- **Protocolo de funcionamento :**

As corticotomias verticais devem ser relativamente paralelas ou ligeiramente convergentes em direção à crista. Deve-se ter cuidado para não invadir as raízes adjacentes.

Os três cortes devem estender-se até ao osso esponjoso e devem estar ligados entre si para permitir a mobilização do segmento vestibular(33).

Deve-se ter o cuidado de não remover o periósteo crestal e palatino para evitar a reabsorção do osso crestal após os procedimentos de enxerto(24).

A fixação interposicional dos enxertos ósseos foi outro ponto de debate. Alguns estudos utilizaram miniplacas para estabilizar o segmento mobilizado. Outro estudo refere que não é necessário fixar o segmento mobilizado. Alguns autores defendem a fixação imediata do segmento osteotomizado com implantes dentários para eliminar qualquer micromovimento na interfase enxerto-osso nativo, o que poderia aumentar a sua reabsorção(24).

2.3.2.3. Enxerto de anel ósseo

A técnica do anel ósseo permite a reconstrução tridimensional de defeitos ósseos alveolares na zona estética, utilizando enxertos ósseos autógenos em forma de anel e a colocação simultânea de implantes dentários num procedimento de uma só etapa. Para além disso, o período de tratamento necessário para esta técnica é mais curto do que o de outras técnicas de enxerto(6).

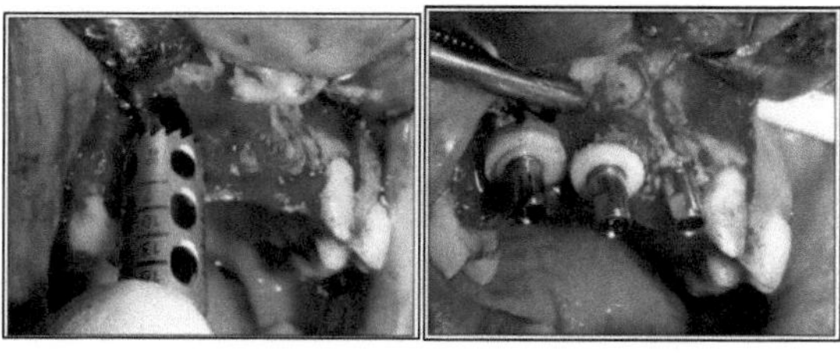

Figura 22: Enxerto de anel ósseo

A: Broca Trepan para medir o alvéolo defeituoso + osteotomia do implante

B: Posição final dos enxertos e implantes (6)

- **Locais de amostragem :**

A sínfise mandibular, o ramo e a região do tubérculo maxilar são locais adequados como dadores locais/intra-orais de osso cortico-esponjoso.

A qualidade (densidade) do osso recém-formado depende diretamente das qualidades do enxerto, incluindo a presença de factores de crescimento, caraterísticas favoráveis de modelação e remodelação, redução do micromovimento do enxerto e das suas propriedades osteocondutoras(27).

- **Vantagens ;**

O enxerto ósseo em anel garante um ganho ósseo horizontal e vertical com uma perda óssea marginal mínima, mantendo osteoblastos viáveis e sem resposta imunológica. O osso enxertado é mais rígido e resistente do que os enxertos ósseos particulados(27).

- **Protocolo de funcionamento :**

A incisão trapezoidal no local doador é seguida de um descolamento de espessura total. Foi utilizada uma broca para remover o cilindro ósseo com um diâmetro superior ao do defeito no local recetor. Após a confeção dos discos anulares ósseos, foi efectuada uma osteotomia do implante no centro do enxerto anular sob irrigação abundante, tendo o cuidado de não perfurar o lado lingual.

A área defeituosa foi primeiro preparada com a broca trepanada para adaptar o enxerto de anel ósseo à área recetora. Depois de o enxerto ter sido posicionado, o implante planeado foi inserido através do anel ósseo, sendo depois fixado e imobilizado. A área aumentada foi então coberta com uma membrana de barreira para proteção adicional contra o processo de reabsorção óssea(6).

2.3.3. Tenting cortical

A combinação de reconstrução 3D utilizando um bloco ósseo preenchido com osso particulado é um tratamento simples e eficaz que oferece bons resultados a curto prazo, complicações mínimas e boa estabilidade ao longo do tempo(3). O Tenting tem sido recomendado para a reconstrução de defeitos maxilofaciais. Várias técnicas têm sido relatadas, sendo a primeira a "Tent-pole". As outras duas modificações, a tenda de cortical autógena e a tenda de parafuso, são geralmente utilizadas para pequenas anomalias orais. Estudos demonstraram que todas elas podem ser usadas para aumentar o osso de forma efectiva(34).

➢ **Princípio :**

Esta técnica, baseada nos princípios da regeneração óssea guiada, consiste em levantar o periósteo como uma tenda para permitir que os osteoblastos migrem para o espaço e iniciem a osteogénese. O espaço criado é então preenchido com materiais osteocondutores ou osteoindutores, ou, em alguns casos, com ambos.

A migração das células epiteliais pode ser evitada através da aplicação de uma membrana de colagénio do tipo barreira ou de outro componente.

A técnica é dividida em três categorias, dependendo do método utilizado para manter o periósteo(35).

2.3.3.1. Técnica de montagem de tendas - pole

Neste procedimento, os implantes dentários são utilizados para criar um espaço entre o periósteo e o osso e, na maioria dos casos, o espaço é preenchido com enxertos ósseos.

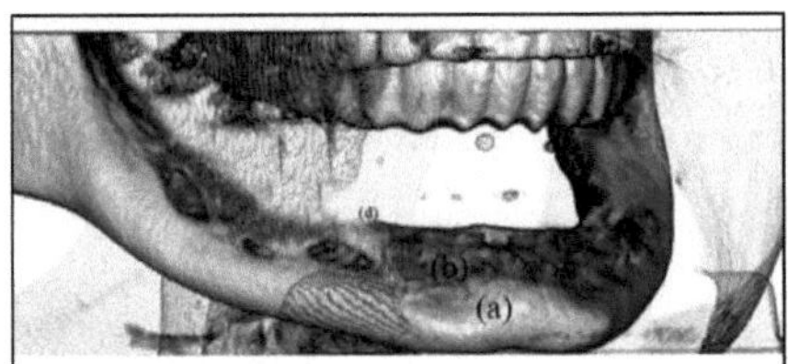

Figura 23: Representação tridimensional da "tenda técnica".

a: osso basalb: enxerto de osso ilíacoc: implante dentário d: periósteo (34)

➢ **Vantagens :**

A utilização da técnica resultou em ganhos de altura óssea de até 10 mm. O acompanhamento a longo prazo (mais de cinco anos) mostrou que o aumento era fiável, com reabsorção mínima e implantes bem sucedidos (36).

Embora mais complicada do que as outras duas, a técnica pode resultar numa altura vertical mais elevada e pode ser o único método adequado para reconstruir objectos gravemente atróficos.

➢ **Desvantagem :**

Esta técnica resulta numa angulação incorrecta dos implantes, impedindo, em muitos casos, a realização das próteses. Requer uma incisão extra-oral (as outras duas técnicas utilizam uma abordagem intra-oral).

➢ **Complicações :**

O tent-pole pode causar parestesia transitória ou permanente do nervo alveolar inferior e pode exigir uma segunda operação, como a vestibuloplastia (35,36).

2.3.3.2. Tenda em parafusos

Neste método, são utilizados parafusos de titânio para preencher o espaço. A face, que é relativamente simples e não envolve a colheita de um enxerto ósseo, está associada a uma baixa morbilidade e pode ser realizada em doentes com rebordos maxilares estreitos e atróficos.

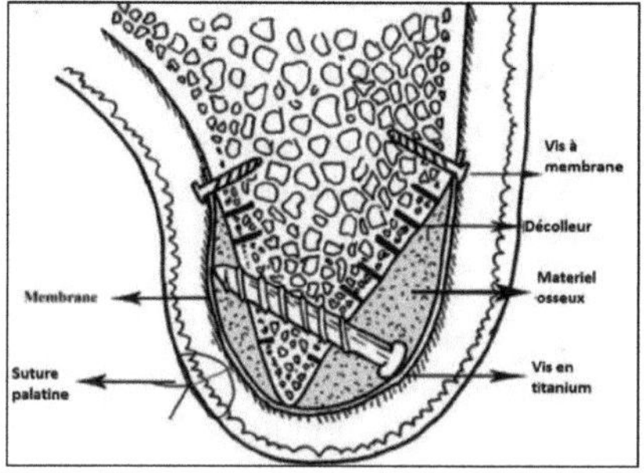

Figura 24: Esquema da técnica da tenda de parafusos(6)

- **Indicações**:

É particularmente indicado para o aumento de rebordos maxilares atróficos e rebordos curtos parcialmente edêntulos.

- **Complicações :**

Deiscência ou infeção da ferida e exposição do parafuso.

- **Contra-indicações:**

Como a reabsorção óssea é relativamente elevada, a técnica não é adequada para o aumento vertical, ou aumento horizontal de cristas atróficas (reconstrução tridimensional), ou grandes defeitos (34,35).

2.3.3.3. Comparação das duas técnicas

Os ganhos em altura óssea foram inferiores aos registados com a técnica de tent-pole. A técnica é mais adequada para defeitos na maxila anterior, enquanto o procedimento de tent-pole é melhor utilizado na mandíbula posterior. Os resultados destes estudos sugerem que a colocação de parafusos pode ser a melhor técnica para aumentar a largura de um rebordo alveolar de curta extensão antes da colocação de implantes. (3)

2.3.3.4. Tenda autogénica cortical

Esta técnica (por vezes designada por técnica da concha) foi descrita pela primeira vez por Le et al(37), que fixaram um bloco de osso cortical com parafusos de titânio a alguns milímetros do osso para fazer o buraco, que foi preenchido com material ósseo. O espaço entre o bloco de osso e a superfície da crista alveolar foi preenchido com osso autógeno (3).

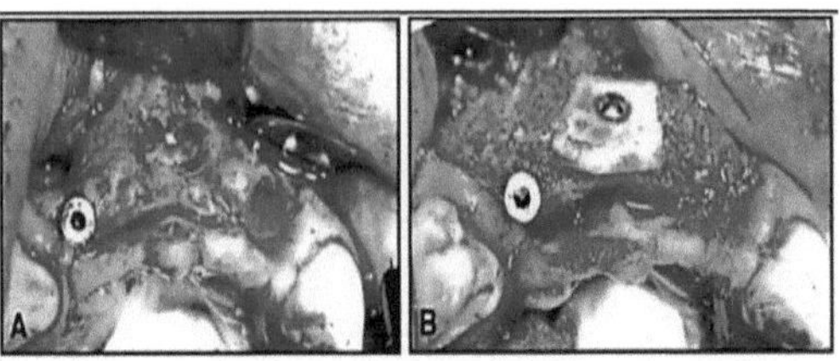

Figura 25: Técnica de tenting cortical

A: Rebordo alveolar reabsorvidoB: Enxerto de partículas colocado à volta do enxerto em bloco para "tentar" o periósteo e evitar a reabsorção.

- **Vantagens :**

A combinação da reconstrução 3D utilizando um bloco de osso dividido em duas camadas finas e preenchido com partículas de osso é um tratamento simples e eficaz que oferece bons resultados a curto prazo, complicações mínimas e boa estabilidade a longo prazo(3).

- **Indicações:**

Principalmente utilizado na mandíbula posterior

- **Complicações :**

As complicações mais comuns são a infeção da ferida, a exposição ou falha do enxerto e a reabsorção óssea (34).

2.3.3.5. Khoury e al technique

Khoury et al(38) utilizaram uma versão diferente da técnica de tenting para a reconstrução tridimensional de cristas mandibulares atróficas. Dividiram um enxerto de osso cortical que tinha sido colhido do ramo lateral da mandíbula em dois, fixaram as duas tiras em três dimensões e preencheram o espaço por baixo com material ósseo.

Esta técnica, que é utilizada principalmente para o aumento vertical da mandíbula posterior e para o aumento horizontal da maxila anterior, pode aumentar o rebordo até 5 mm. Os resultados relatados em estudos que utilizaram o tenting cortical e o tenting com parafuso para alargar a maxila anterior foram semelhantes. (34)

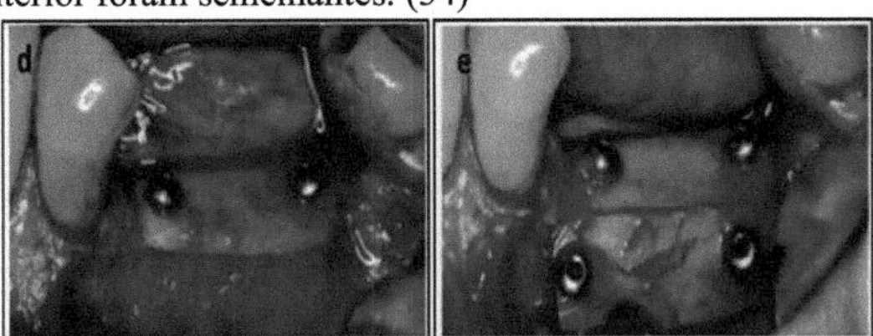

Figura 26: Técnica de tenting cortical modificada

a: rebordo alveolar atrófico b: zona doadora c: bloco ósseo dividido em dois d: parte oclusal do enxerto estabilizada por dois parafusos e espaço preenchido com partículas ósseas e: parte vestibular estabilizada(3)

2.3.4. Técnica de remoção de resíduos ósseos

Na prática clínica, têm sido utilizadas várias técnicas de colheita para recolher partículas de osso autógeno durante a cirurgia de implantes, e diferentes técnicas podem influenciar a osteogénese e a reabsorção do enxerto(39).
A chave para o sucesso do auto-enxerto foi revelada quando os investigadores mostraram que "as células osteogénicas no próprio osso" contribuíam diretamente para a formação de novo osso(40).

2.3.4.1. Técnica de filtro de armadilha óssea

O leito do implante para a inserção de implantes orais é normalmente preparado utilizando perfuração a alta velocidade com irrigação de água fria. Foi utilizado um filtro bone trap para recolher partículas de osso.
Este procedimento é considerado uma técnica conservadora, uma vez que não é necessário abrir uma segunda área cirúrgica.
No entanto, foram encontrados muitos mais microrganismos nas partículas de osso colhidas por este método, resultando num maior risco biológico. Além disso, neste estudo, as partículas de osso obtidas não foram competitivas com os outros métodos em termos de atividade de osteoblastos e potencial osteogénico (39).

2.3.4.2. Técnica de raspagem dos ossos

As partículas de osso cortical obtidas utilizando um raspador de osso tiveram um efeito positivo na geração de osso, resultando num efeito de aumento ósseo estável. Estas partículas também tiveram um bom desempenho em termos da atividade biológica dos osteoblastos.
No entanto, a quantidade de partículas depende da qualidade e da densidade do osso alveolar e é frequentemente necessária uma operação de retalho adicional, ou mesmo a abertura de uma segunda zona operatória, para expor a área raspada(39).

2.3.4.3. Perfuração a baixa velocidade

O sistema de perfuração a baixa velocidade (50 rpm), sem irrigação adicional, permite obter partículas de osso autógeno vivo. Este método não requer etapas operatórias adicionais e não causa danos adicionais ao osso circundante. A baixa velocidade significa que não é gerado calor adicional que possa danificar o osso, em comparação com a perfuração a 900 rpm sob irrigação.
As partículas de osso obtidas por perfuração a baixa velocidade têm um elevado conteúdo celular, uma elevada capacidade de proliferação, migração, diferenciação e produção de tecido mineralizado pelos osteoblastos, uma elevada transcrição de genes e uma elevada secreção de proteínas ligadas à osteogénese.
A quantidade de partículas de osso recolhidas por perfuração a baixa velocidade é geralmente o dobro da quantidade de partículas de osso recolhidas por um raspador numa zona de implantação de um único dente.
Além disso, do ponto de vista histológico, as amostras de tecido colhidas por perfuração a baixa velocidade contêm factores de crescimento mais abundantes do que as colhidas por

raspagem, e têm uma elevada capacidade de indução conducente a uma vascularização precoce e subsequente osteogénese da zona de enxerto, uma vez que as primeiras incluem não só osso cortical mas também osso esponjoso (3,39).

3. Complicações associadas aos enxertos ósseos

Younger e Chapman(41) analisaram 243 procedimentos e documentaram uma taxa global de complicações graves de 8,6%.As complicações incluíram infeção, drenagem prolongada da ferida, reoperação, dor com duração superior a 6 meses e perda sensorial.As complicações menores, descritas como infeção superficial, problemas menores na ferida, perda sensorial temporária e dor ligeira ou resolvida ocorreram em 20.A morbilidade da colheita de osso autólogo depende claramente da escolha do local doador. A morbilidade associada à utilização da crista ilíaca está bem documentada e inclui hemorragia, fracturas, lesões neurológicas e dor significativa. A morbilidade associada à utilização da crista ilíaca posterior está bem documentada. No entanto, a morbilidade dos enxertos de crista ilíaca parece ser menor com enxertos mais pequenos.

Dor, inchaço, hemorragia, infeção, deiscência, disestesia ou perda de vitalidade do dente, limitação da abertura da boca, alterações no contorno da área doadora e distúrbios neurosensoriais transitórios ou permanentes do nervo alveolar inferior são as complicações mais frequentemente relatadas após a colheita de enxerto ósseo autógeno intra-oral(4) (42).

4. Conclusão

A comunicação ou comparação dos resultados de qualquer técnica de enxerto ósseo é complicada pela natureza heterogénea dos estudos relatados, muitos dos quais são simples séries de casos, as várias etiologias do defeito ósseo, o local do defeito, as diferenças na seleção dos doentes, as diferenças na técnica de colheita do enxerto, a preparação ou inserção do enxerto e o método de estabilização óssea utilizado(4). Recomenda-se que o doente adira a uma dieta rigorosa de puré durante alguns meses após a reconstrução para permitir uma cicatrização adequada e a união dos segmentos ósseos(9).

II. ENXERTO GENGIVAL AUTÓGENO

Um enxerto gengival é um pedaço de tecido epitelial e/ou conjuntivo libertado de qualquer fornecimento de sangue e reimplantado para ser integrado pelo tecido nativo circundante(43). Desde a sua introdução, há mais de 50 anos, o enxerto de tecidos moles tem sido cada vez mais utilizado na prática clínica para aumentar a espessura dos tecidos, restaurar uma largura adequada de tecido queratinizado, corrigir deformidades mucogengivais e melhorar a estética dos dentes e locais de implantes dentários(44). De facto, tal como foi demonstrado que os dentes com falta de tecido queratinizado são mais propensos a uma maior perda de fixação, foi demonstrado que a falta de mucosa queratinizada em redor dos implantes impede a higiene oral e dentária do paciente, levando a uma maior inflamação dos tecidos moles, recessão da mucosa e perda de fixação. Além disso, foi referido que a espessura dos tecidos moles peri-implantares também pode afetar a perda óssea marginal(44,45).

1. Técnicas

São possíveis vários métodos de correção de defeitos e o procedimento a escolher depende das condições anatómicas locais, da escolha do operador e do conforto do doente(47).

1.1. Enxerto gengival free

Embora o papel do tecido queratinizado na manutenção da saúde peri-implantar não seja uniformemente aceite, vários ensaios demonstraram que o aumento do tecido mole utilizando enxerto gengival livre é eficaz na redução da inflamação da mucosa, do desconforto do paciente e na facilitação do controlo ideal da placa bacteriana à volta dos implantes(44). O enxerto gengival livre continua a ser um procedimento fiável e altamente previsível para aumentar a largura da gengiva. tecido queratinizado, parar a progressão da recessão gengival e assim criar uma faixa adequada de tecido queratinizado (47)(48).

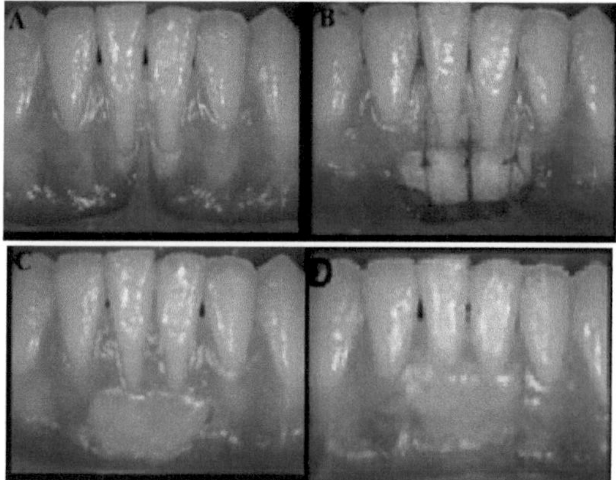

Figura 27: Enxerto gengival livre nos incisivos centrais inferiores

(A): Condição pré-operatória (B): Condição pós-operatória direta (C): 5 meses de pós-operatório (D): Após 6 meses: Cobertura completa dos defeitos com gengiva queratinizada (44)

1.1.1 Benefícios

Esta técnica é simples, com fácil manuseamento dos tecidos, permitindo tratar vários dentes ao mesmo tempo. Apresenta a maior capacidade de aumento da largura do tecido queratinizado de todos os outros tipos de enxerto, e elimina a necessidade de freios(47) (44).

1.1.2. Desvantagens

A principal desvantagem do enxerto gengival livre é a falta de previsibilidade em termos de estética: má correspondência de cor com o tecido circundante, o que limita a indicação do enxerto gengival livre a áreas não estéticas. (48)(47)

Também é limitada pela disponibilidade de enxerto autólogo, que pode ser inadequado ao tratar vários locais de aumento. A colheita palatina, por exemplo, é influenciada pela anatomia do arco, idade, sexo, idade do paciente e tipo de aumento. população e a variabilidade da artéria palatina maior e seus ramos, o que torna impossível tirar uma conclusão definitiva e fornecer diretrizes universais para uma amostragem "segura"(44,45).

1.1.3. Complicações

A L.G.A. pode ter complicações estéticas, como um aspeto maciço em caso de má técnica ou o risco de ter uma textura semelhante a um tecido cicatricial.
No local do dador, a colheita pode resultar em hemorragia intra e pós-operatória prolongada ou disfunção sensorial palatina (para colheita palatina). (48)

1.1.4. Indicações

Uma das principais indicações para o enxerto gengival livre é o restabelecimento de tecido queratinizado adequado e da espessura gengival na presença de defeitos muco-gengivais. Também aumenta a profundidade vestibular e a largura do tecido queratinizado antes da reconstrução do implante e da cobertura radicular. (44)
Cortellini et al(49) introduzem uma modificação da abordagem convencional para a sua utilização na cobertura do canal radicular: "O objetivo é melhorar a aparência estética da "mucosa alveolar" na zona anterior inferior para compensar as deficiências estéticas que têm sido relatadas e para aumentar a percentagem de cobertura média da raiz, ao mesmo tempo que facilita o reposicionamento ideal da mucosa alveolar(45).

1.1.5. Protocolo

Na última década, o aperfeiçoamento das técnicas e a introdução da abordagem microcirúrgica, que consiste na ampliação, iluminação, micro-instrumentos e novos materiais de sutura, contribuíram para uma maior previsibilidade nos procedimentos de canal radicular(44).
O enxerto gengival livre pode ser realizado em um ou dois estágios. A técnica proposta por Miller(50) é um procedimento de um estágio também conhecido como abordagem direta, enquanto a descrita por Bernimoulin et al.(51) envolve dois estágios cirúrgicos e é conhecida como abordagem indireta(47).

1.2. Enxerto de tecido conjuntivo

A mudança crescente do enxerto gengival livre para o enxerto de tecido conjuntivo representa a transição da cirurgia mucogengival tradicional para a cirurgia plástica periodontal (44).
Atualmente, os enxertos gengivais livres ficam atrás dos enxertos de tecido conjuntivo, que são geralmente considerados como o padrão de ouro para gerir a altura e a largura do tecido queratinizado(47).

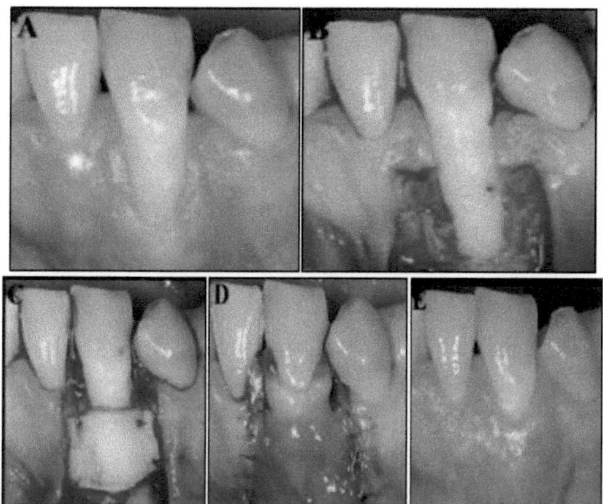

Figura 28: Tratamento da recessão gengival de um canino inferior com um retalho avançado coronalmente e enxerto de tecido conjuntivo

(A) : Estado pré-operatório (B): Descolamento de espessura total

(C): Enxerto de tecido conjuntivo retirado do palato suturado à face da raiz

(D) : Retalho avançado coronalmente e suturado (E): 6 meses de cicatrização com cobertura radicular completa (44)

1.2.1. Benefícios

O G.T.C. oferece uma maior probabilidade de sucesso e previsibilidade do que o enxerto gengival livre, bem como melhores resultados estéticos. Actua como um enchimento biológico, melhorando a adaptação e estabilidade do retalho à raiz durante a reparação precoce da ferida, tornando a ferida mais resistente a danos. Fenótipo gengival mais espesso com maior potencial para atingir uma cobertura radicular completa com menos dor na área doadora(44).

1.2.2. Desvantagens

Trata-se de uma técnica delicada que exige um conhecimento e uma avaliação aprofundados da zona dadora palatina, uma vez que o risco de violação do feixe neurovascular durante a colheita de tecido dador, sobretudo quando o palato é pouco profundo, permanece presente durante toda a colheita. É difícil de realizar na presença de retração da mucosa e acarreta um maior risco de perfuração do tecido, podendo por vezes ser necessária uma operação em duas fases, e a cicatrização é por segunda intenção, o que leva a um maior desconforto pós-operatório para o doente. (52)

1.2.3. Indicações

A G.T.G. está principalmente indicada para cobertura radicular, aumento da espessura do tecido mole peri-implantar, mascaramento de raízes descoloradas, reconstrução da papila interdentária, deiscência de tecido mole peri-implantar e aumento da altura e largura do rebordo(44,53).

1.2.4. Protocolo

1.2.4.1. locais de amostragem

A maioria dos estudos descreve dois locais principais:*O palato duro: Um grande G.C.T. (> 3 mm em média) pode ser colhido do palato desde o PM1 até ao M2 maxilar; o palato cicatriza rapidamente, graças à sua rica vascularização, permitindo uma nova colheita no mesmo local num curto espaço de tempo. No entanto, existe um risco de dor pós-operatória grave, ou mesmo complicações como necrose ou infeção, causando um desconforto considerável (54).
A espessura da mucosa mastigatória palatina aumenta em média da região dos caninos (3,46 mm) para a região dos pré-molares (3,81 mm em PM2), depois diminui na região M1 (3,13 mm) antes de aumentar novamente na região M2 (3,39 mm). Também aumenta gradualmente a partir da gengiva marginal dos dentes maxilares em direção à rafe medial do palato. (54)

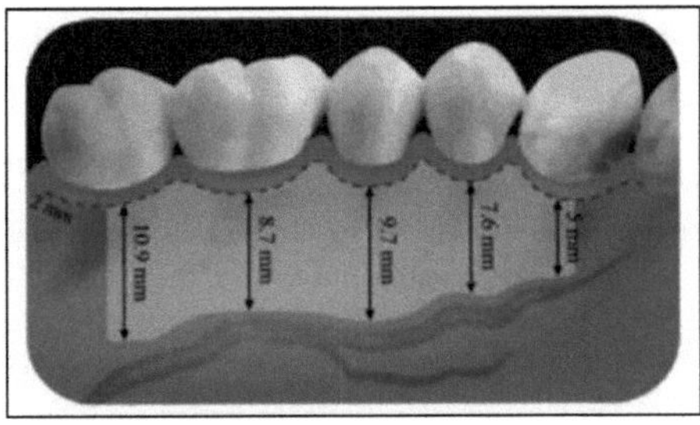

Figura 29: Representação esquemática da zona de segurança em pacientes com periodonto saudável(54)

*A tuberosidade maxilar: Apresenta uma alternativa promissora ao palato para a colheita de tecidos moles, reduzindo a morbilidade do doente, contendo mais lâmina própria, melhor densidade de colagénio e menos submucosa do que um G.T.C. colhido do palato lateral profundo, o que lhe confere uma melhor estabilidade dimensional a longo prazo. Em termos de estética, os resultados parecem ser melhores com um enxerto retirado do palato em vez da tuberosidade(44,54).
Outros locais podem ser explorados, como a crista edêntula, o que implica fornecer tecido mole com a mesma composição histológica da gengiva aderida do local recetor. O vestíbulo representa um novo local para a coleta de tecido conjuntivo, oferecendo excelentes resultados estéticos e causando menos retração do enxerto, pois é menos fibroso do que o palato ou a tuberosidade(44,54).

1.2.4.2. Técnicas de amostragem

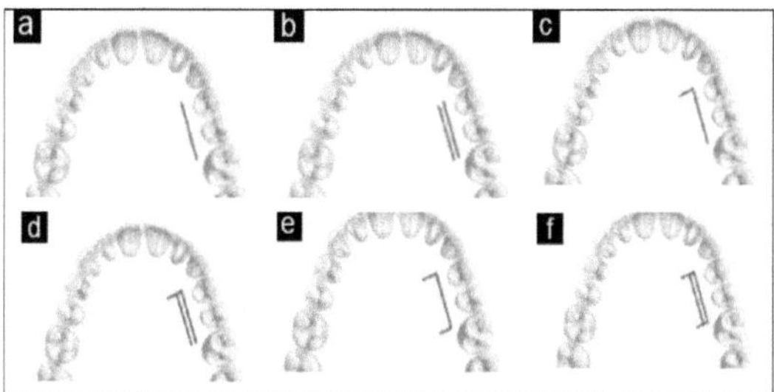

Figura 30: Classificação de Liu e Weisgold das incisões

(a), (b): Classe I, tipos A e B (c), (d): Classe II, tipos A e B (d), (e) : Classe III, tipos A e B(55)

Várias técnicas de colheita de enxertos de tecido conjuntivo (CTG) têm sido descritas na literatura e as suas indicações dependem, em particular, da qualidade da mucosa palatina(55).
-Nos casos em que a espessura do palato é suficiente: Foram propostas técnicas de colheita tradicionais, como o alçapão, a técnica de incisão única e as incisões paralelas, para obter um CTG palatino. O principal objetivo destes métodos era conseguir uma cicatrização de primeira linha através da preservação de um retalho palatino primário que era depois suturado à zona dadora após a colheita(44).
-Se a espessura do palato for insuficiente: Existe o risco de incorporação de tecido adiposo e glandular no enxerto, proveniente da parte profunda do tecido conjuntivo. Este tecido deve, portanto, ser removido, pois pode interferir na revascularização do enxerto, levando à sua necrose. □ Nesses casos, foi recomendada a técnica do enxerto gengival livre desepitelizado. (55) Zucchelli et al(56) levantaram a hipótese de que as diferenças na qualidade dos tecidos conjuntivos utilizados nas duas técnicas seriam responsáveis por esse aumento da espessura gengival, pois o enxerto gengival livre desepitelizado permite que a porção de tecido conjuntivo mais próxima ao epitélio seja incorporada ao enxerto. A técnica do enxerto gengival livre desepitelizado tem se mostrado simples e aplicável a uma variedade de situações clínicas, com morbidade mínima e sem complicações pós-operatórias(55).

1.2.4.3. Técnicas associadas à colocação do enxerto

Foram propostas várias técnicas associadas à GCE. O enxerto pode ser enterrado sob um retalho de espessura parcial deslocado mais ou menos coronalmente, pode também ser enterrado, quer sob um retalho deslocado lateralmente, quer num envelope preparado à volta do défice tecidular. (57)
Desde um consenso europeu de 2014, o retalho do trato coronal (LCT) com enxerto de tecido conjuntivo tem sido considerado o padrão de ouro para sobreposições radiculares e para o ganho de tecido queratinizado em altura e espessura. Devido a condições anatómicas locais desfavoráveis, o LCT tem sido contraindicado em determinadas situações clínicas.(58)
Retalho lateral: Zucchelli et al(59) avaliaram a eficácia, em termos de recobrimento radicular,

de uma abordagem cirúrgica modificada do procedimento do retalho deslocado lateralmente com uma incisão submarginal e um retalho de espessura mista no local doador, para o tratamento de defeitos gengivais. Também sugeriram o avanço coronal do retalho deslocado lateralmente. Caraterísticas específicas do tecido queratinizado lateral aos defeitos foram levadas em consideração para a indicação: largura lateral do tecido queratinizado pelo menos 6 mm maior que a largura da recessão e altura lateral do tecido queratinizado do doador pelo menos 2 mm maior que a profundidade de sondagem vestibular do dente ou dentes adjacentes(58).

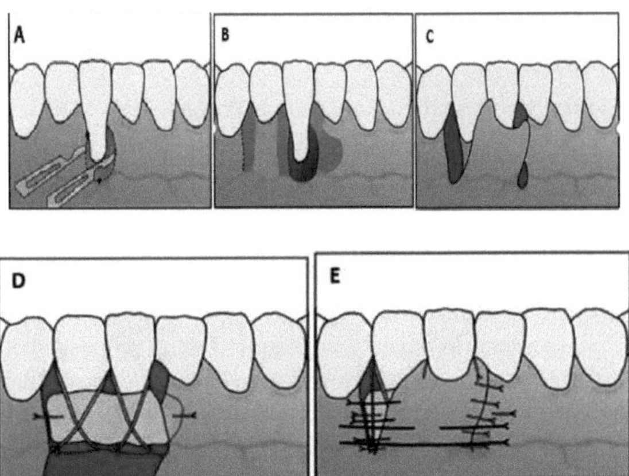

Figura 31: Representação esquemática da técnica de Zucchelli et al.(59)
(A) Incisão interna e externa em bisel + intrasulcular

(B) Delineação da espessura gengival (púrpura: espessura parcial, amarelo: espessura total) (C): Colocação do retalho lateral
(D) : Colocação do enxerto
(E) Suturas do retalho(58)

Tunelização: Trata-se de uma técnica de cirurgia plástica periodontal minimamente invasiva. Esta técnica oferece uma série de vantagens, tais como a ausência de uma incisão de descarga vertical; a deslocação coronal do retalho para cobrir o máximo possível do enxerto de tecido conjuntivo, o que aumenta a taxa de sobrevivência do enxerto; e a melhoria do fornecimento de sangue, o que significa uma cicatrização mais rápida numa primeira fase, com menos cicatrizes e trauma mínimo. (60)(61)

1.3. Novas perspectivas

➢ **Laser :**

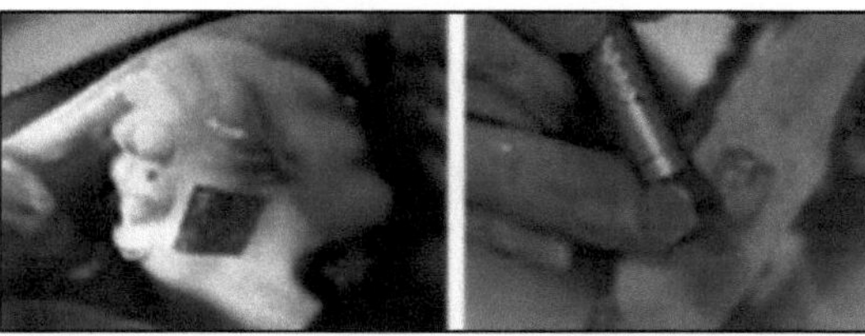

Figura 32: Preparação de uma zona dadora palatina e corte a laser Er;Cr:YSGG (46)

➢ **O laser como método de amostragem :**

Recentemente, a aplicação do laser na cirurgia oral atraiu uma atenção especial devido às suas vantagens em relação aos métodos convencionais, tais como menos dor, cicatrização mais rápida e coagulação efectuada num campo seco para uma melhor visualização. A tecnologia laser, com parâmetros adequados, permitiu a fusão de tecidos e a incisão com melhor acesso visual e mecânico e menos desconforto(46). Os lasers de CO2, Er:YAG, Er;Cr:YSGG, diodo e Nd:YAG podem ser utilizados em diferentes comprimentos de onda, sendo que a família do laser de érbio tem mostrado vantagens como menor dano térmico, a profundidade de penetração resulta em menor trauma e torna o processo cirúrgico uma experiência confortável para os pacientes. O uso do laser em vez do bisturi mostrou um tempo de cicatrização semelhante ou até mais curto em comparação com o método convencional, com cicatrização favorável da ferida e incorporação do enxerto sem atraso(46).

➢ **Fotobiomodulação e cicatrização de feridas :**

O desenvolvimento de um novo fornecimento de sangue entre o enxerto e o local recetor desempenha um papel essencial na retração do enxerto. Assim, ao acelerar a circulação colateral do leito periosteal e do tecido conjuntivo, a contração do enxerto é reduzida. A terapia laser de baixa intensidade (LLLT) tem sido utilizada com êxito na fotobiomodulação e na aceleração da cicatrização de feridas. Estes efeitos de bioestimulação e biomodulação são obtidos através da atuação na cadeia respiratória mitocondrial celular ou no potencial de membrana. O TLBN melhora a neovascularização dos tecidos e aumenta a proliferação, a maturação e a fixação dos fibroblastos. Tem também efeitos anti-inflamatórios, pelo que a TLBN promove a analgesia, restabelece a circulação microcapilar, normaliza a permeabilidade da parede vascular e reduz o edema. Na literatura, embora a ativação diária da TLBN tenha sido recomendada para a primeira semana após a cirurgia, existem também aplicações que são realizadas a cada 48 h durante 1 semana ou em dias alternados durante 2 semanas (62).

- **Ácido hialurónico :**

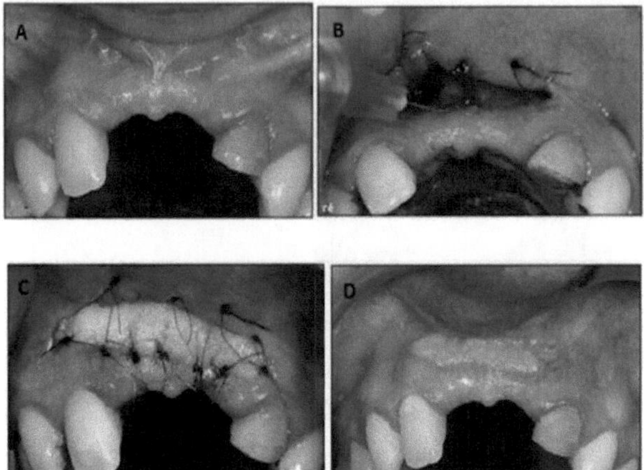

Figura 33: Utilização de HA em combinação com um enxerto gengival (A): Estado pré-operatório (B): Preparação do local recetor e aplicação do AH (C): colocação da sutura (D): estado pós-operatório (após um mês) (63)

O ácido hialurónico (AH) é um biomaterial que induz a proliferação capilar e a angiogénese, sendo que os seus componentes aumentam a vascularização após a formação através da biodegradação. Foi anteriormente referido que a aplicação de ácido hialurónico impede a contração do enxerto de pele e aumenta a vascularização. Estudos realizados em 2020 por Turgut et al(63) mostraram que a utilização de ácido hialurónico permite a formação de uma camada bem vascularizada e, quando aplicado localmente no leito recetor, actua como uma barreira contra a contração do enxerto entre o leito recetor e o enxerto. A aplicação de HA no leito recetor como uma camada fina acelera a vascularização, proporcionando uma revascularização adicional em toda a sua superfície com o centro do enxerto (63).

- **Cynoacrylate**

Os adesivos de cianoacrilato têm sido amplamente utilizados no fechamento de feridas cutâneas e em diversos procedimentos cirúrgicos envolvendo a pele, mucosas e vários tecidos, inclusive os da cavidade oral. Com o surgimento desses adesivos químicos, e devido à interferência das suturas convencionais no processo de cicatrização tecidual, alguns profissionais começaram a substituir as suturas por esses adesivos teciduais.As principais vantagens dos materiais bioadesivos são a sua elevada compatibilidade tecidular e longa semi-vida; a presença de propriedades hemostáticas, analgésicas e antibacterianas; um elevado potencial de adesão e biodegradação; e a capacidade de manter a posição/estabilização do tecido lesado. O cianoacrilato parece ter efeitos analgésicos e menos dor quando aplicado no fecho da ferida e na cobertura das áreas doadora e recetora, reduzindo assim a necessidade de medicação analgésica pós-operatória; e tem um efeito cicatrizante no fecho da área doadora ao palato. Além disso, pode reduzir o tempo de hemorragia após a cirurgia e evita a hemorragia tardia durante a primeira semana pós-operatória (64).

➢ **Orientação por ultra-sons :**

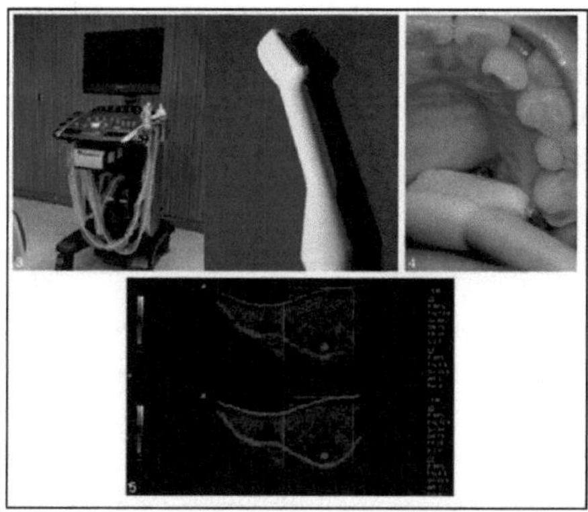

Figura 34: Imagem de ultrassom Doppler da mucosa do palato mostrando sua espessura e o trajeto da artéria palatina maior (65)

Os ultra-sons são amplamente utilizados no campo da medicina para diagnósticos que envolvem os tecidos do corpo humano. Como método não invasivo, os ultra-sons permitem medir a espessura da gengiva em vários pontos e em diferentes ângulos, o que é útil para selecionar o local doador mais adequado em relação à gengiva no local recetor.
No entanto, nenhuma sonda intra-oral para cirurgia oral foi especificamente concebida para se adaptar às curvas e à zona da mucosa mole da boca, em particular à abóbada palatina(65).

2. Resultados e recuperação clinical

A cicatrização após a cirurgia de enxerto de tecidos moles passa por várias fases e demora cerca de dois meses.
Após 10 dias: Foi observado tecido avermelhado recém regenerado nos locais receptores. A maioria dos locais enxertados com FGG eram ligeiramente avermelhados, com um contorno ligeiramente pronunciado. Não se registaram diferenças aparentes entre as zonas dentárias e as zonas de implantes.
Após 30 dias: Foram observados vários graus de maturação dos tecidos. Os leitos receptores mostraram algum encolhimento e formação de tecido linear semelhante a uma cicatriz apical.
Após 60 dias: A maturação dos tecidos e a queratinização pareciam quase completas. A contração do leito recetor era mais pronunciada, independentemente da modalidade de tratamento. Uma faixa de tecido cicatricial ainda era visível apicalmente(66).

3. Complicações

As técnicas de cirurgia mucogengival não são isentas de complicações. Distinguem-se as complicações pós-operatórias precoces, que são as mais frequentemente descritas, como a hemorragia, a dor ou a inflamação. As complicações tardias, que surgem algumas semanas ou mesmo meses ou anos após a realização do tratamento, são raras.

3.1. Complicações graves

São essencialmente representados pelo quisto epitelial, que é uma lesão inflamatória crónica delimitada parcial ou totalmente por tecido, o cul-de-sac : formação de invaginação, com uma profundidade de sondagem superior a 0.5 mm, as exostoses ósseas, a reepitelização superficial, que consiste na proliferação parcial ou total da camada epitelial superficial original do enxerto, resultando numa superfície mucosa semelhante à da zona dadora ou as bandas epiteliais superficiais: tecido epitelial localizado sobre o enxerto sem estar aderido a ele.

3.2. Complicações menores

Estas incluem a mudança de cor, que é uma alteração estética em relação à aparência dos tecidos circundantes, ou a revascularização superficial pela proliferação de múltiplos vasos sanguíneos que modificam a estética superficial do enxerto(67) (68).

III. ENXERTO DE DENTINA AUTÓGENO

Os avanços na engenharia de tecidos e na ciência das células estaminais levaram ao desenvolvimento de novas técnicas de regeneração óssea na região maxilofacial. A dentina tem sido um importante objeto de estudo devido à sua potencial utilização como substituto ósseo(69) e a ideia da sua utilização para aumento de tecido duro é considerada uma alternativa lógica recente ao osso autógeno(70).
Em 2010, Kim et al (71) descreveram a primeira utilização de dentina em implantologia, obtendo dentina dos dentes extraídos do paciente(72).

1. Propriedades da dentina

A dentina autógena tem propriedades físicas ideais (densidade, rugosidade e homogeneidade) e propriedades químicas (composta por cálcio/fosfato semelhante ao osso humano no córtex)(72). A dentina radicular é considerada um material bioativo ideal para a regeneração de tecidos duros, tem baixa cristalinidade e uma percentagem mais elevada de outros materiais orgânicos, pelo que pode ser adequada como enxerto ósseo em comparação com a parte da coroa, a sua composição inorgânica e orgânica é relativamente semelhante ao osso natural, o que minimiza a reação a corpos estranhos devido à homogeneidade genética, comprovando a sua biocompatibilidade.(70) (73) (69)A dentina humana é composta por 70% de matéria orgânica com quatro tipos de fosfato de cálcio (hidroxiapatite, fosfato tricálcico, fosfato octacálcico e fosfato de cálcio amorfo), que conferem à dentina as suas propriedades **osteocondutoras**. A hidroxiapatite da dentina apresenta-se sob a forma de fosfato de cálcio pouco cristalino, o que a torna facilmente degradável pela atividade dos osteoclastos. É composta por 20% de matéria orgânica, dos quais 90 % de rede de colagénio tipo I e 10% de proteínas não colagénicas (osteo-calcina, osteo-nectina, sialoproteína e fosfoproteína, que estão envolvidas na calcificação óssea) e factores de crescimento (proteínas morfogenéticas ósseas: BMP, e fator de crescimento semelhante à insulina, que conferem ao dente propriedades **osteo-indutoras**); os restantes 10% são água (72).

2. Técnicas

Foram propostas duas aplicações possíveis para a utilização do enxerto de dentina como substituto ósseo. Uma é a sua utilização como enxerto que requer processamento através de procedimentos de desmineralização semelhantes aos utilizados na manipulação de osso alogénico. A outra é sob a forma de material autólogo fresco, em que a dentina é utilizada sem desmineralização prévia. Esta segunda alternativa pode ser utilizada na forma de partículas ou blocos(69).

2.1. Dentina fresca: Técnica da dentina em bloco

As raízes dentárias demonstraram, em vários estudos clínicos e radiográficos, ser uma alternativa ao osso autógeno.

2.1.1. Protocolo de funcionamento

O dente extraído é primeiramente tratado para remover todos os detritos, cálculos e a camada de cemento, expondo a dentina subjacente (é utilizada uma broca reta para remover o cemento sob irrigação abundante): a remoção da camada de cemento irá melhorar a anquilose entre o enxerto e o local do defeito. O enxerto é então cortado e moldado de acordo com o local do defeito na cadeira durante alguns minutos imediatamente após a extração do dente, para se ajustar muito perto do osso recetor.

O bloco de raiz do dente foi imerso numa solução de limpeza da dentina, seguida de uma solução tampão salina para obter um enxerto livre de todos os detritos orgânicos, resultando num enxerto estéril e livre de bactérias. Seguiu-se a estabilização do enxerto de raiz dentária preparado com parafusos de titânio (mini-parafusos com um diâmetro mínimo de preferência de 1,2 mm para fixar a raiz do dente ao osso subjacente) para estabilizar o enxerto e evitar qualquer micromovimento que pudesse impedir a cicatrização do enxerto(73,74).

2.1.2. Resultados

A largura da crista **clínica e radiográfica** pós-operatória aos 6 meses foi significativamente maior do que a inicial, sugerindo um ganho definitivo na largura da crista.

Análise **histológica** da crista óssea obtida :

- 24 semanas após o aumento, a raiz do dente estava firmemente aderida ao osso nativo, o que já foi comprovado por estudos experimentais que existe anquilose basal (70).
- Seis meses depois, verificou-se a formação operacional de osso nativo novo e organizado. Não foram observados restos do enxerto em bloco dentário: o bloco de enxerto foi completamente reabsorvido e substituído por tecido não mineralizado que foi substituído por osso tecido(73,75).

2.1.3. Comparação com osso autógeno

Schwarz e colegas(76) realizaram um estudo que comparou raízes dentárias autógenas com blocos de osso autógeno para o aumento do rebordo alveolar lateral seguido da colocação de implantes em duas fases. Não observaram qualquer diferença estatística na largura da crista após 6 meses entre os dois grupos, uma vez que ambos permitiram a colocação de implantes com sucesso(73).

Embora não tenha a capacidade osteogénica do osso autógeno e a sua quantidade também seja limitada, a utilização da dentina autógena como material de enxerto tem um efeito positivo e evita a morbilidade e as complicações associadas à colheita de osso autógeno(72).

2.1.4. Benefícios

O enxerto de dentina apresenta uma série de vantagens: por ser um autoenxerto, não há possibilidade de rejeição do enxerto ou de infeção cruzada; o enxerto é o próprio dente extraído, não havendo assim um segundo sítio cirúrgico; e a cicatrização está associada à integração do enxerto com o osso basal e à reabsorção gradual do enxerto e substituição por um novo enxerto viável. Este tipo de planeamento poupa muito tempo e dinheiro ao paciente e melhora consideravelmente as dimensões do rebordo residual sem qualquer material adicional(73,74).

A elevada resistência mecânica é outra vantagem da dentina mecanicamente inalterada, que permite a estabilidade primária do implante (70).

2.1.5. Desvantagens

A integração completa demora cerca de 6 meses. Este tempo poderia ter sido reduzido se o bloco tivesse sido desmineralizado ou perfurado(73).

2.1.6. Complicações

A técnica em bloco corre o risco de exposição do enxerto, o que pode ser evitado através de uma seleção rigorosa de casos com um bom biótipo tecidular, ou de infeção, o que pode ser evitado através de uma boa instrumentação da superfície radicular extraída. Deve-se tomar cuidado para evitar a pseudartrose do enxerto(73,75).

2.1.7. Limites

A indicação para esta técnica é limitada pela presença pouco frequente de uma raiz dentária saudável, sem cáries e restaurações. De facto, a seleção dos casos é muito específica e deve ser tal que apenas um córtex ósseo esteja em falta e que o córtex vestibular ou palatino esteja presente para suportar o enxerto e assegurar uma boa vascularização(73,74).

2.2. Dentina fresca: Técnica da dentina particulada :

O procedimento **SDG (Smart Dentin Grinder®)** prepara a dentina em partículas livres de bactérias utilizando dentes autólogos recentemente extraídos, prontos para utilização imediata como biomateriais(69). Esta máquina foi concebida para triturar e separar os dentes extraídos em partículas dentárias de tamanhos específicos(70).

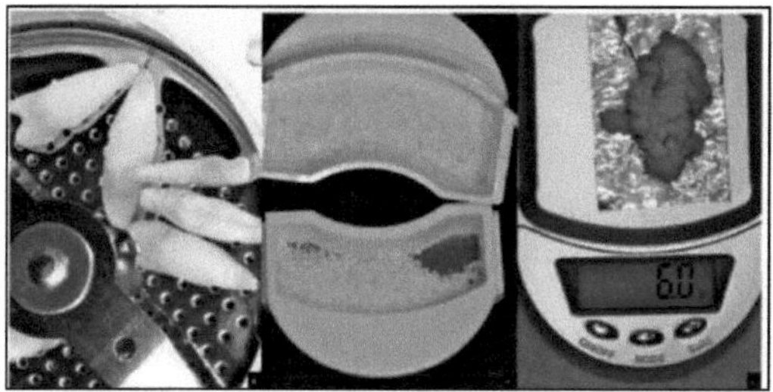

Figura 35: Preparação de dentina por SDGTeeth na câmara SDG (b) Partículas de diferentes tamanhos de 300 a 1200

µm (c) peso da partícula (77)

2.2.1. Protocolo de funcionamento

O enxerto dentário particulado é preparado imediatamente após a extração do dente (70):

- Extração de dentes: As extracções foram realizadas de forma não traumática utilizando sindesmótomos manuais ou piezocirurgia para evitar danos no rebordo alveolar no momento da extração. Foi então efectuada uma curetagem alveolar completa.
- Preparação e processamento do material dentário: Depois de o material dentário ter sido obtido e utilizado como material de preenchimento alveolar em casos selecionados, a preparação e o processamento do material foram realizados conforme descrito abaixo:

1. Utilização de brocas de carboneto de tungsténio ou de fissuras: remoção de coroas ou obturações de qualquer tipo (resinas compostas ou amálgamas), cáries ou descoloração da dentina, do ligamento periodontal e/ou da placa dentária.
2. Enxaguar com soro fisiológico estéril e secar com uma seringa de ar.
3. Os fragmentos de dentina são triturados numa câmara de trituração capaz de triturar as raízes em partículas de 300 e 1200 microns. As partículas foram trituradas com vibrações durante 20 segundos. Todas as partículas com menos de 300 microns foram rejeitadas.
4. O material particulado obtido foi mergulhado durante 10 minutos num recipiente de vidro esterilizado com NaOH 0,5 molar com etanol a 20%. Este processo dissolve os resíduos orgânicos, as bactérias e as toxinas presentes na dentina.
5. Lavagem em solução salina estéril bloqueada com fosfato(69).

2.2.2. Resultados

Os resultados clínicos após a aplicação de raízes dentárias ou de matriz de dentina desmineralizada mostraram resultados clínicos e radiográficos aceitáveis(70)

2.2.3. Indicações

Este método está indicado para o aumento do rebordo horizontal ou vertical, preservação do alvéolo de extração, restauração estética do osso alveolar ou da membrana do seio perfurado e melhoria da estabilização inicial do implante(70).

2.2.4. Benefícios

O enxerto de partículas frescas preserva o dente em forma de partículas sem diminuir as propriedades bioactivas da dentina: como um enxerto **biocompatível, bioativo** e **bio-inerte**. Permite-nos preparar um biomaterial natural a partir de dentes autólogos recém-extraídos, sob a forma de uma partícula livre de bactérias, para utilização imediata como biomaterial de enxerto autógeno numa única sessão cirúrgica.(77)
Estas partículas contêm proteínas semelhantes em peso às proteínas morfogenéticas ósseas (BMPs) abundantes na substância dentária(69).

2.2.5. Limites

Nos casos em que o dente extraído foi submetido a um tratamento de canal, este não foi utilizado como material dador(69).

2.3. Dentina desmineralizada

Nos últimos anos, a modificação química, em particular a desmineralização, tem sido considerada um elemento essencial: um passo inicial na aplicação da dentina antes do enxerto(78).
A desmineralização da dentina resulta na eliminação da maior parte da fase mineral e dos componentes imunogénicos, enquanto retém uma fração muito pequena de minerais e a maior parte do colagénio tipo I, fornecendo assim um suporte osteocondutor e osteoindutor contendo vários factores de crescimento(79). A importância da sua geometria já foi salientada por muitos investigadores.
O pó de dentina desmineralizada é normalmente misturado com outros materiais adequados (como a hidroxipropilcelulose) para formar uma pasta que pode ser facilmente moldada no local do defeito ósseo. Os macroporos artificiais que o atravessam têm um diâmetro de cerca de 300 a 400 µm. Esta porosidade pode influenciar as caraterísticas osteocondutoras do suporte, criando espaços para a fixação, diferenciação e crescimento de osteoblastos e invasão vascular a partir dos tecidos circundantes. Isto contribuirá para o crescimento ósseo ativo em defeitos ósseos de tamanho crítico(79).

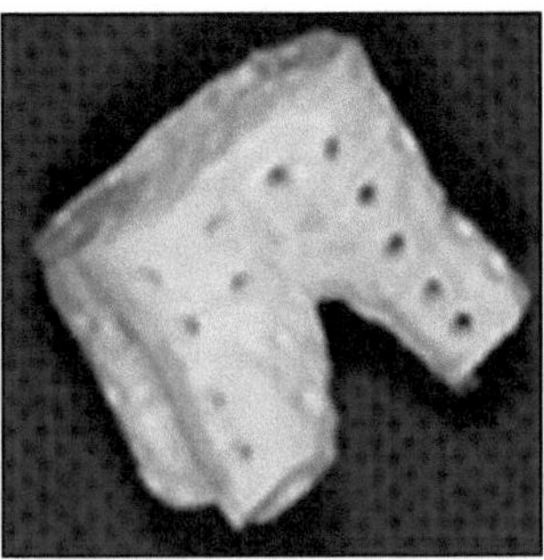

Figura 36: Bloco de dentina desmineralizada com microporos (300-400µm) (79).

2.3.1. Protocolo de funcionamento

1- Os dentes extraídos são limpos de tecidos moles e de qualquer material de restauração.
2- De seguida, foram trituradas para obter partículas de dentina refinadas com um diâmetro de aproximadamente 1 mm. As partículas de dentina foram parcialmente desmineralizadas em HNO_3 a 2% e enxaguadas em Tris-HCl 0,1 M (pH 7,4).
Esta operação é efectuada durante a operação de aumento ósseo(80).

2.3.2. Resultados

A quantidade e a qualidade da nova formação óssea, de acordo com o estudo histomorfométrico, mostraram resultados favoráveis. Com base nos resultados actuais, o material de enxerto dentário autógeno tem uma eficácia clínica comparável à do material ósseo bovino inorgânico e parece ser uma opção viável, particularmente nos casos em que a extração dentária e o aumento imediato do osso alveolar são necessários(81).

2.3.3. Benefícios

A origem autógena e os resultados clínicos favoráveis mostraram que estes materiais oferecem boas capacidades osteoindutoras. Os grânulos de dentina desmineralizada induzem independentemente a formação de osso e cartilagem, e a sequência de indução óssea foi semelhante à da matriz óssea desmineralizada. Excelente capacidade de cicatrização osteocondutora em defeitos de tamanho crítico e capacidades de remodelação óssea que podem ser atribuídas aos seus minerais, como a hidoxilapatite e o TCP. (77)(79)Não foram observadas infecções em estudos efectuados com dentina desmineralizada. Isto pode ser explicado pelo facto de a desmineralização ser eficaz para a atividade antimicrobiana(82).

2.3.4. Indicações

A utilização de dentina desmineralizada está indicada para regeneração óssea guiada, enxerto ósseo sinusal (ROG) utilizando pó de dentina desmineralizada, preservação alveolar: limitar a reabsorção pós-extração ou aumento do rebordo(79).

2.3.5. Limites

Como a desmineralização é um processo complicado e demorado, os dentes extraídos têm de ser enviados para outros institutos para preparação, resultando num tempo de tratamento prolongado. Na maioria dos estudos clínicos utilizando matriz de dentina, foram necessárias aproximadamente 12 horas (durante a noite) para a desmineralização da dentina (78) .
Embora a dentina desmineralizada tenha factores de crescimento e diferenciação derivados da matriz para uma osteogénese eficiente, o osso recém-formado que é gerado e a dentina desmineralizada residual são demasiado fracos para permitir uma ancoragem adequada do implante(77).

2.4. Técnica de conchas dentárias

Esta técnica é uma modificação da técnica da concha óssea. (83) A dentina autógena, colhida de molares impactados, foi cortada em conchas finas (≤ 2 mm) e fixada no local recetor. O espaço entre as conchas de dentina e o osso residual foi preenchido com osso, dentina ou partículas minerais aloplásticas(78).

2.4.1. Protocolo de funcionamento

1- A técnica utilizada para preparar o enxerto de dentina é uma tecnologia disponível no mercado, que consiste num moinho para a particulação da dentina e substâncias para a desinfeção e desmineralização(83).
A desmineralização parcial da dentina, que foi conseguida utilizando uma solução de EDTA a 10%, é capaz de promover a reabsorção substitutiva e a formação de novo osso devido à exposição da rede de colagénio e à libertação de factores de crescimento osteogénicos, como as proteínas morfogenéticas ósseas.(83)
2- Os invólucros de dentina não desmineralizados utilizados podem ser preparados na cadeira em apenas 30 minutos.
3- O procedimento de enxerto foi realizado numa cirurgia imediatamente após a extração de um dente.

2.4.2. Resultados

Os resultados histológicos mostraram a formação de novo osso nas superfícies exterior e interior do envelope de dentina, sugerindo as capacidades osteocondutoras e mesmo osteoindutoras da dentina(78).

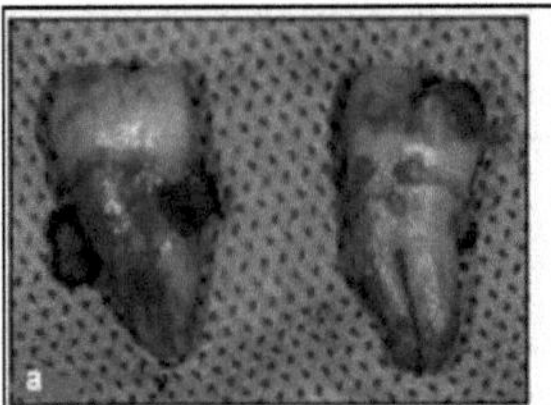

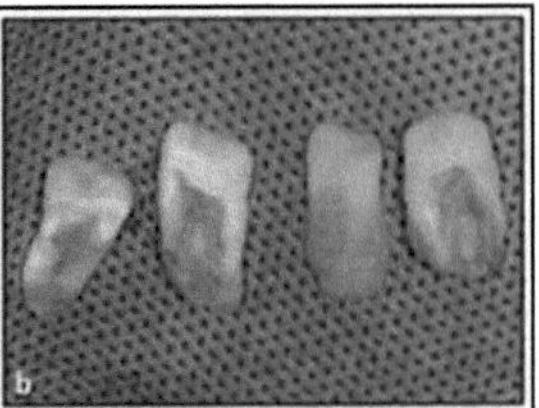

Figura 37: Preparação de cascas de dentina Dentes do siso extraídos Blocos de dentina moldados em cascas finas < 2mm (78)

2.4.3. Benefícios

A dentina particulada no espaço entre o osso e a concha de dentina leva a uma melhor revascularização e regeneração do que um procedimento usando blocos sólidos de dentina e tem significativamente menos reabsorção do enxerto do que os enxertos de osso autógeno(84). A colheita de osso e a consequente morbilidade do local doador podem ser evitadas, resultando numa baixa taxa de complicações com um elevado prognóstico de sucesso, e graças ao tratamento químico e desinfeção que podem ser realizados, o material dentário pode ser preparado para armazenamento e preservado para uso futuro(84)(83). Esta técnica combina a estabilidade dos enxertos de osso cortical com propriedades osteocondutoras melhoradas. Garante a criação de um andaime estável através do invólucro fino, que é rigidamente fixado à distância(83).

2.4.4. Indicações

Para o aumento da crista lateral: um maior défice horizontal pode ser aumentado(83)

2.4.5. Limites

Não pode ser indicado se o dente a ser substituído já não estiver presente e não existirem outros dentes não conserváveis, ou no caso de grandes defeitos do rebordo alveolar(84). Os defeitos ósseos de grandes dimensões que se estendem para além do espaço ocupado pelas camadas de dentina podem ser mantidos e também podem ser excluídos deste tratamento(78).

CONCLUSÃO

Os tratamentos que visam aumentar o volume ósseo e gengival são cada vez mais comuns em cirurgia oral, devendo ser orientados pelo plano protético inicialmente elaborado, tendo em conta a idade do paciente e a idade da prótese, a morfologia óssea e gengival e factores gerais do paciente.Este livro detalhou as diferentes técnicas de enxertos ósseos autógenos, em bloco ou particulados, colhidos de sítios extra-orais ou intra-orais e colocados através de diversos procedimentos, destacando também os tipos de enxertos gengivais conjuntivos e epiteliais e a utilização da dentina nas suas diversas formas como substituto ósseo. Também foram destacados os tipos de enxertos gengivais conjuntivos e epidérmicos e a utilização da dentina, nas suas diferentes formas, como substituto ósseo. Além disso, foram abordadas algumas novas tecnologias que estão a surgir e que podem melhorar a taxa de sucesso ou alargar os campos de aplicação destas técnicas. É por esta razão que a maioria dos cirurgiões e investigadores se interessam cada vez mais por este tipo de reabilitação.

REFERÊNCIAS

1. Aloy-Prosper A, Penarrocha-Oltra D, Penarrocha-Diago Ma, Penarrocha-Diago M. O resultado de enxertos ósseos intra-orais em bloco onlay em aumentos do rebordo alveolar: Uma revisão sistemática. Med Oral Patol Oral Cirugia Bucal. 2015;e251-8.
2. Zhao X, Zou L, Chen Y, Tang Z. Aumento ósseo horizontal faseado para implantes dentários em zonas estéticas: Um ensaio clínico prospetivo controlado e aleatório comparando um bloco de osso semi-colunar colhido do ramo com um bloco de osso retangular da sínfise. Int J Oral Maxillofac Surg. Out 2020;49(10):1326-34.
3. Novy LFS, Aguiar EG, de Arruda JAA, de Castro MAA, Moreira AN, dos Santos EG, et al. Ganho linear e volumétrico após aumento ósseo vertical na mandíbula posterior usando um método de tenting cortical autólogo. Int J Oral Maxillofac Surg. nov 2019;48(11):1485-91.
4. Schmidt AH. Enxerto ósseo autólogo: Ainda é o padrão ouro? Lesão, Elsevier, junho de 2021
5. Suda, AJ, Schamberger, CT & Viergutz, T. Complicações no local doador após enxerto ósseo da crista ilíaca anterior para tratamento de fraturas distais do rádio. Arch Orthop Trauma Surg **139,** 423-428 (2019). https://doi.org/10.1007/s00402-018-3098-3
6. Yuce M, Adali E, Turk G, Isik G, Gunbay T. Enxerto ósseo tridimensional em implantologia dentária utilizando transplante de anel ósseo autógeno: Resultados clínicos de uma técnica de uma fase. Niger J Clin Pract. 2019;22(7):977.
7. Aswin Beck, Dirk Nehrbass, Martin J. Stoddart, Damiano Schiuma, Jim Green, Jennifer L. Lansdowne, R. Geoff Richards, Ludovic P. Bouré,_O uso da colheita de autoenxerto do Aspirador Irrigador Reamer (RIA) no tratamento de defeitos de asa ilíaca de tamanho crítico em ovelhas: Investigação da dexametasona e do aumento de fosfato beta-tricálcico, Bone, Volume 53, Edição 2, 2013
8. Starch-Jensen T, Deluiz D, Deb S, Bruun NH, Tinoco EMB. Colheita de enxerto ósseo autógeno do ramo mandibular ascendente em comparação com a região do queixo: uma revisão sistemática e uma meta-análise centradas nas complicações e na morbilidade do local doador. J Oral Maxillofac

9. Kim R, Sokoya M, Ducic Y, Williams F. Reconstrução da mandíbula com retalho livre. Semin Plast Surg. Fev 2019;33(01):046-53.

10. Ducic Y, Defatta R, Wolfswinkel EM, Weathers WM, Hollier LH Jr. Técnica de tunelização para colheita rápida de tecido livre da fíbula. Craniomaxilofac Trauma Reconstr. 2013;6(4):233-236. doi:10.1055/s-0033-1349208
11. Fernandes RP, Yetzer JG. Reconstrução de defeitos oromandibulares adquiridos. Oral Maxillofac Surg Clin North Am. 2013 May;25(2):241-9. doi: 10.1016/j.coms.2013.02.003.
12. Imamura E, Mayahara M, Inoue S, Miyamoto M, Funae T, Watanabe Y, et al. Análise da estrutura trabecular e da composição dos locais doadores de osso autógeno humano utilizando a tomografia microcomputada. J Oral Biosci. março de 2021;63(1):74-9.
13. Nicot R, Schlund M, Touzet-Roumazeille S, Ferri J, Raoul G. Colheita de enxerto ósseo autólogo calvarial unicortical. Plast Reconstr Surg - Glob Open. Nov 2020;8(11):e3241.
14. Ritschl LM, Fichter AM, Grill FD, Hart D, Hapfelmeier A, Deppe H, et al. Alteração do volume ósseo após reconstrução da mandíbula com retalho de osso livre vascularizado. J

Cranio-Maxillofac Surg. Sept 2020;48(9):859-67.
15. Wilkman T, Apajalahti S, Wilkman E, Törnwall J, Lassus P. A Comparison of Bone Resorption Over Time: An Analysis of the Free Scapular, Iliac Crest, and Fibular Microvascular Flaps in Mandibular Reconstruction. J Oral Maxillofac Surg. 1 de março de 2017;75(3):616-21.
16. Chen S-H, Chen H-C, Horng S-Y, Tai H-C, Hsieh J-H, Yeong E-K, et al. Reconstrução para osteorradionecrose da mandíbula: Superioridade do retalho livre de osso ilíaco em relação ao retalho de fíbula na infeção e cicatrização pós-operatórias. Ann Plast Surg. Sep 2014;73:S18.
17. Kilinc A, Saruhan N, Ertas U, Korkmaz IH, Kaymaz I. Uma Análise da Suficiência do Enxerto Sinfisário Mandibular para Enxerto Ósseo de Fenda Alveolar. J Craniofac Surg. jan 2017;28(1):147-50.
18. Shirzadeh A, Rahpeyma A, Khajehahmadi S. Um Estudo Prospetivo da Colheita de Enxerto Ósseo do Queixo para Fenda Alveolar Maxilar Unilateral Durante a Dentição Mista. J Oral Maxillofac Surg. Jan 2018;76(1):180-8.

19. Clavero J, Lundgren S. Enxertos de Ramo ou Queixo para Inlay do Seio Maxilar e Aumento Local Onlay: Comparação da morbilidade e complicações do local doador. Clin Implant Dent Relat Res. outubro 2003;5(3):154-60.
20. Khoury F, Hanser T. Colheita de blocos de osso mandibular da região retromolar: Um estudo clínico prospetivo de 10 anos. Int J Oral Maxillofac Implants. maio de 2015;30(3):688-97.
21. Verdugo F, Simonian K, McDonald RS, Nowzari H. Quantificação do Volume do Ramo Mandibular como Fonte de Enxerto Ósseo. Clin Implant Dent Relat Res. outubro de 2009;11:e32-7.
22. Ataman-Duruel E, Duruel O, Nares S, Stanford C, Tözüm T. Quantidade e qualidade dos locais dadores de enxertos autógenos intra-orais com tomografia computorizada de feixe cónico. Int J Oral Maxillofac Implants. julho de 2020;35(4):782-8.
23. Thomas Belloir. Colheita de osso palatino retro-incisal: um estudo de viabilidade. Medicina e Patologia Humana. 2017. ffdumas-01503933e
24. El Zahwy M, Taha SA allah K, Mounir R, Mounir M. Avaliação do aumento do rebordo vertical e da perda óssea marginal utilizando técnicas de enxerto autógeno onlay vs inlay com colocação simultânea de implantes na zona estética anterior do maxilar: Um ensaio clínico aleatório. Clin Implant Dent Relat Res. Dez 2019;21(6):1140-7.
25. Modabber A, Legros C, Rana M, Gerressen M, Riediger D, Ghassemi A. Avaliação da reconstrução do maxilar assistida por computador com retalho fibular vascularizado livre em comparação com a cirurgia convencional: um estudo clínico piloto. Int J Med Robot. 2012 Jun;8(2):215-20. doi: 10.1002/rcs.456. Epub 2011 Dec 30.
26. Prevost A, Delanoe F, Cavallier Z, Muller S, Lopez R, Lauwers F. Benefício cirúrgico da análise morfométrica mandibular: Uma nova ferramenta para padronizar a reconstrução mandibular. Giuliani A, editor. PLOS ONE. 6 Nov 2020;15(11):e0240558.
27. Chandra R, Shivateja K, Reddy A. Transplante de anel ósseo autógeno versus matriz de enxerto ósseo enriquecida com fator de crescimento autólogo em cavidades de extração com osso bucal deficiente: um estudo clínico comparativo. Int J Oral Maxillofac Implants. Nov 2019;34(6):1424-33.

28. Perez PI, Sloneker DR, Bloom AG, Vincent AG, Hohman MH, Harsha WJ, et al. Enxertos de córtex fibular não vascularizados com transferência livre osteocutânea da fíbula: Uma nova técnica na reconstrução do terço médio da face. Ann Otol Rhinol Laryngol. 23 Nov 2020;000348942097273.
29. Adrien Paul. Enxertos ósseos em cirurgia oral: novas perspectivas. Medicina e patologia humana. 2014. ffdumas-01016817e
30. Deshpande S, Deshmukh J, Deshpande S, Khatri R, Deshpande S. Aumento vertical e horizontal do rebordo no maxilar anterior utilizando auto-enxerto, xenoenxerto e malha de titânio com colocação simultânea de implantes endósseos. J Indian Soc Periodontol. 9 Jan 2014;18(5):661.
31. Rachmiel A, Emodi O, Rachmiel D, Israel Y, Shilo D. Osteotomia em sanduíche para a reconstrução de osso alveolar deficiente. Int J Oral Maxillofac Surg. Oct 2018;47(10):1350-7.
32. Cortellini P, Pini Prato G, Tonetti MS. Regeneração periodontal de defeitos infra-ósseos humanos. II. Procedimentos de reentrada e medidas ósseas. J Periodontol. abril de 1993;64(4):261-8.
33. Atef M, Osman AH, Hakam M. Enxerto de bloco interposicional autógeno vs enxerto onlay para aumento de crista horizontal na mandíbula. Clin Implant Dent Relat Res. agosto de 2019;21(4):678-85.
34. Pourdanesh F, Esmaeelinejad M, Aghdashi F. Resultados clínicos de implantes dentários após a utilização de tenting para aumento ósseo: uma revisão sistemática. Br J Oral Maxillofac Surg. dez 2017;55(10):999-1007.
35. Khojasteh A, Esmaeelinejad M, Aghdashi F. Técnicas Regenerativas em Enxerto Ósseo Oral e Maxilofacial. Um livro de texto de cirurgia oral e maxilofacial avançada, volume 2.
36. Gregory R. Caldwell, DDS, MS/Michael P. Mills, DMD, MS/Richard Finlayson, DDS/Brian L. Mealey, DDS, MS Aumento do rebordo alveolar lateral utilizando parafusos de fixação, matriz dérmica acelular e aloenxerto ósseo liofilizado isoladamente ou com osso autógeno particulado PMID: 25734709; DOI: 10.11607/prd.2260
37. Le B, Burstein J, Sedghizadeh PP. Técnica de enxerto de tenda cortical no rebordo alveolar gravemente atrófico para a preparação do local do implante. Implant Dent. março de 2008;17(1):40-50.

38. Khoury, Fouad e Khoury, Charles. Enxertos de bloco ósseo mandibular: diagnóstico, instrumentação, técnicas de colheita e procedimentos cirúrgicos. Aumento ósseo em implantologia oral. Berlim: Quintessence, 2007.
39. Liang C, Lin X, Wang S-L, Guo L-H, Wang X-Y, Li J. Potencial osteogénico de três partículas de osso autógeno diferentes colhidas durante a cirurgia de implantes. Oral Dis. Nov 2017;23(8):1099-108.
40. Coyac BR, Salvi G, Leahy B, Li Z, Salmon B, Hoffmann W, et al. Um novo sistema explora os detritos ósseos para a osteointegração de implantes. J Periodontol. 10 de setembro de 2020;JPER.20-0099.
41. Younger, Edward M.; Chapman, Michael W. Morbidity at Bone Graft Donor Sites, Journal of Orthopaedic Trauma: setembro de 1989 - Volume 3 - Edição 3 - p 192- 195
42. Flierl, M.A., Smith, W.R., Mauffrey, C. et al. Resultados e taxas de complicações de diferentes modalidades de enxerto ósseo em não-uniões de fracturas de ossos longos: um estudo de coorte retrospetivo em 182 pacientes. J Orthop Surg Res 8, 33 (2013).

https://doi.org/10.1186/1749-799X-8-33
43. Deramo P, Rose J. Flaps, Muscle And Musculocutaneous [Atualizado 2021 Jul 18]. Em: StatPearls. Treasure Island (FL): StatPearls Publishing; 2021 Jan-.
44. Zucchelli G, Tavelli L, McGuire MK, Rasperini G, Feinberg SE, Wang H, et al. Autogenous soft tissue grafting for periodontal and peri-implant plastic surgical reconstruction. J Periodontol. Jan 2020;91(1):9-16.
45. Scheyer ET, Sanz M, Dibart S, Greenwell H, John V, Kim DM, et al. Procedimentos de cobertura não radicular de tecidos moles periodontais: um relatório de consenso do Workshop de Regeneração da AAP. J Periodontol. Feb 2015;86(2 Suppl):S73-76.
46. Fekrazad R, Chiniforush N, Kalhori K. Todos os procedimentos efectuados por laser no tratamento de enxertos gengivais livres: Um estudo de série de casos. J Cosmet Laser Ther. 2 de janeiro de 2019;21(1):4-10.
47. Goyal L, AIIMS RISHIKESH, Gupta ND, DEPARTAMENTO DE PERIODONTIA E DENTISTRIA COMUNITÁRIA, Gupta N, DEPARTAMENTO DE PERIODONTIA E DENTISTRIA COMUNITÁRIA, Gupta N, DEPARTAMENTO DE PERIODONTIA E DENTISTRIA COMUNITÁRIA
COMMUNITY DENTISTRY, et al. Enxerto gengival livre como procedimento de passo único para o tratamento de defeitos de recessão mandibular classe I e II de Miller. WORLD J Plast Surg. Jan 1, 2019;8(1):12-7.

48. Cevallos CAR, de Resende DRB, Damante CA, Sant'Ana ACP, de Rezende MLR, Greghi SLA, et al. Enxerto gengival livre e matriz dérmica acelular para aumento gengival: um estudo clínico de 15 anos. Clin Oral Investig. março 2020;24(3):1197-203.
49. Cortellini P, Pini Prato G. Retalho avançado coronalmente e terapia combinada para recobrimento radicular. Estratégias clínicas baseadas na evidência científica e na experiência clínica. Periodontol 2000. junho de 2012;59(1):158-84.
50. Miller PD. Recobrimento radicular utilizando o auto-enxerto de tecido mole livre após aplicação de ácido cítrico. III. Um procedimento bem sucedido e previsível em áreas de recessão profunda. Int J Periodontics Restorative Dent. 1985;5(2):14-37.
51. Bernimoulin JP, Lüscher B, Mühlemann HR. Retalho periodontal reposicionado coronalmente. Avaliação clínica após um ano. J Clin Periodontol. Fev 1975;2(1):1-13.
52. Puri K, Kumar A, Khatri M, Bansal M, Rehan Mohd, Siddeshappa ST. 44 anos de jornada de colheita de enxerto de tecido conjuntivo palatino: Uma revisão narrativa. J Indian Soc Periodontol. 2019;23(5):395-408.
53. Giannobile, WV, Jung, RE, Schwarz, F; em nome dos Grupos da 2ª Reunião de Consenso da Fundação de Osteologia. Conhecimento baseado em evidências sobre a estética e a manutenção dos tecidos moles peri-implantares: Osteology Foundation Consensus Report Part 1-Effects of Soft Tissue Augmentation Procedures on the Maintenance of Peri-implant Soft Tissue Health (Relatório de consenso da Fundação de Osteologia Parte 1 - Efeitos dos procedimentos de aumento dos tecidos moles na manutenção da saúde dos tecidos moles peri-implantares). Clin Oral Impl Res. 2018; 29(Suppl. 15): 7- 10. https://doi.org/10.1111/clr.13110
54. Morgane Valdenaire. Amostragem do tecido conjuntivo palatino: técnicas e gestão da morbilidade. Ciências da Vida [q-bio]. 2020. ffhal-03298275e
55. Azar EL, Rojas MA, Patricia M, Carranza N. Análises histológicas e histomorfométricas

de enxertos gengivais livres desepitelizados em humanos. Restorative Dent. 2019;39(2):7.
56. Zucchelli G, Mele M, Stefanini M, Mazzotti C, Marzadori M, Montebugnoli L, et al. Morbilidade do paciente e resultado do recobrimento radicular após enxertos de tecido conjuntivo subepitelial e desepitelizado: um ensaio clínico comparativo controlado e aleatório: Morbilidade do paciente e resultado do recobrimento radicular após enxertos. J Clin Periodontol. 24 de junho de 2010;no-no.

57. Erraji S, Ismaili Z, Ennibi OK. Enxerto de tecido conjuntivo enterrado: como melhorar a previsibilidade da recuperação? Atual Odonto-Stomatol. março de 2014;(267):35-9.
58. Bosco AF, de Almeida JM, Retamal-Valdes B, Tavares R, Latimer JM, Messina D, et al. Retalho Posicionado Lateralmente com Enxerto de Tecido Conjuntivo Subepitelial Procedimento Modificado de Um Estágio para o Tratamento de Recessões Gengivais Profundas Isoladas em Incisivos Mandibulares. Caso Rep Dent. 5 de agosto de 2021;2021:2326152.
59. Zucchelli G, Cesari C, Amore C, Montebugnoli L, De Sanctis M. Retalho deslocado lateralmente e avançado coronalmente: uma abordagem cirúrgica modificada para defeitos isolados do tipo recessão. J Periodontol. 2004 Dec;75(12):1734-41. doi: 10.1902/jop.2004.75.12.1734. Erratum in: J Periodontol. 2005 Aug;76(8):1425. PMID: 15732880.
60. Karmon B, Tavelli L, Rasperini G. Técnica do túnel com um saco subperiosteal para aumento do rebordo horizontal. Int J Periodontics Restorative Dent. março de 2020;40(2):223-30.
61. Tözüm TF. Um Procedimento Periodontal Promissor para o Tratamento de Defeitos de Recessão Gengival Adjacentes. J Can Dent Assoc. 2003;69(3):5.
62. Yildiz MS, Gunpinar S. Enxerto gengival livre como adjuvante da terapia laser de baixa intensidade: um estudo aleatório de grupos paralelos controlado por placebo. Clin Oral Investig. Abr 2019;23(4):1845-54.
63. Çankaya ZT, Gürbüz S, Bakirarar B, Kurtis B. Avaliação do Efeito da Aplicação de Ácido Hialurónico na Vascularização do Enxerto Gengival Livre para os Locais Dador e Recetor com Fluxometria Laser Doppler: A Randomized, Examiner-Blinded, Controlled Clinical Trial. Restorative Dent. 2020;40(2):12.
64. Veríssimo AH, Ribeiro AKC, Martins ARL de A, Gurgel BC de V, Lins RDAU. Análise comparativa dos efeitos hemostáticos, analgésicos e cicatrizantes do cianoacrilato em feridas cirúrgicas de enxerto gengival livre nas áreas doadora e recetora: uma revisão sistemática. J Mater Sci Mater Med. setembro de 2021;32(9):98.
65. Lee K-H, Jeong H-G, Kwak E-J, Park W, Kim K-D. Gengiva livre guiada por ultrassom

Enxerto: Relato de caso. J Oral Implantol. 2018 Oct 1;44(5):385-8.

66. Thoma DS, Lim H, Paeng K, Kim MJ, Jung RE, Hämmerle CHF, et al. Aumento de tecido queratinizado em locais de dentes e implantes utilizando enxertos autógenos e substitutos de tecido mole à base de colagénio. J Clin Periodontol. Jan 2020;47(1):64-71.

67. Ripoll S, Fernández de Velasco-Tarilonte Á, Bullón B, Ríos-Carrasco B, Fernández-Palacín A. Complicações na Utilização de Enxerto Gengival Livre Deepithelialized vs. Enxerto de Tecido Conjuntivo: Um Ensaio Clínico Randomizado de Um Ano. Int J Environ Res Public Health. 23 Abr 2021;18(9):4504.

68. Curtis JW, McLain JB, Hutchinson RA. A incidência e a gravidade das complicações e dor após cirurgia periodontal. J Periodontol. outubro de 1985;56(10):597-601.

69. del Canto-Diaz A, de Elio-Oliveros J, del Canto-Diaz M, Alobera-Gracia M, del Canto-Pingarron M, Martinez-Gonzalez J. Utilização de material de enxerto autólogo derivado de dente no alvéolo dentário pós-extração. Estudo piloto. Med Oral Patol Oral Cirugia Bucal. 2018;0-0.

70. Elraee L, Moussa M, Adel-Khattab D. Bloco de dentina autógena de um dente do siso não restaurável para aumento localizado do rebordo horizontal: Análise radiográfica e histológica: Um Relatório Preliminar de Caso. Clin Adv Periodontics. 5 Nov 2020;cap.10130.

71. Kim Y-K, Kim S-G, Byeon J-H, Lee H-J, Um I-U, Lim S-C, et al. Desenvolvimento de um novo material de enxerto ósseo utilizando dentes autógenos. Oral Surg Oral Med Oral Pathol Oral Radiol Endod. 1 Abr 2010;109(4):496-503.

72. Sánchez-Labrador L, Martín-Ares M, Ortega-Aranegui R, López-Quiles J, Martínez-González JM. Enxerto de dentina autógena em defeitos ósseos após extração de terceiros molares inferiores: Um ensaio clínico de boca dividida. Materiais. 10 Jul 2020;13(14):3090.

73. Jana S, Thomas R, Kumar T, Shah R, Mehta DS, V GG. Aumento imediato do rebordo utilizando a raiz de um dente autógeno como enxerto em bloco num local de extração sem esperança periodontal: Um estudo piloto. J Oral Implantol. 9 de dezembro de 2019;0000-0000.

74. Yang K-I, Cho A-Y, Yang J-Y, Shin H-I, Lee W-P, Kim B-O, et al. Efeito do enxerto ósseo autógeno de dente com membrana em defeitos de furca de Classe II em cães: Um estudo histológico e histomorfométrico. Oral Biol Res. 31 de março de 2018;42(1):25-36.

75. Schwarz F, Golubovic V, Mihatovic I, Becker J. Raízes de dentes periodontalmente doentes utilizadas para aumento do rebordo alveolar lateral. Um estudo de prova de conceito. J Clin Periodontol. Sep 2016;43(9):797-803.

76. Schwarz F, Golubovic V, Becker K, Mihatovic I. Raízes dentárias extraídas utilizadas para o aumento do rebordo alveolar lateral: um estudo de prova de conceito. J Clin Periodontol. abril de 2016;43(4):345-53.

77. Calvo-Guirado JL, Ballester-Montilla A, N De Aza P, Fernández-Domínguez M, Alexandre Gehrke S, Cegarra-Del Pino P, et al. Particulated, Extracted Human Teeth Characterization by SEM-EDX Evaluation as a Biomaterial for Socket Preservation: Um estudo in vitro. Materials. 25 Jan 2019;12(3):380.

78. Welan xiao, Chen Hu, Cenyu Chu, Yi Man. Enxertos de concha de dentina autógena versus enxertos de concha óssea para reconstituição do rebordo alveolar: Uma nova técnica com resultados preliminares de um estudo clínico prospetivo. Int J Periodontics Restorative Dent. 2019;39(6).

79. Um I-W, Kim Y-K, Mitsugi M. Scaffolds de matriz de dentina desmineralizada para engenharia óssea alveolar. J Indian Prosthodont Soc. 2017;17(2):120-7.

80. Umebayashi M, Ohba S, Kurogi T, Noda S, Asahina I. Regeneração total do osso alveolar maxilar utilizando matriz de dentina autógena parcialmente desmineralizada e osso esponjoso particulado e medula óssea para reabilitação da arcada completa suportada por implantes. J Oral Implantol. 1 Abr 2020;46(2):122-7.

81. Pang K-M, Um I-W, Kim Y-K, Woo J-M, Kim S-M, Lee J-H. Matriz de dentina

desmineralizada autógena de dente extraído para o aumento de defeito ósseo alveolar: um ensaio clínico prospetivo randomizado em comparação com osso bovino anorgânico. Clin Oral Implants Res. Jul 2017;28(7):809-15.
82. Minamizato T, Koga T, I T, Nakatani Y, Umebayashi M, Sumita Y, et al. Aplicação clínica de matriz de dentina autógena parcialmente desmineralizada preparada imediatamente após a extração para regeneração do osso alveolar em implantologia: um estudo piloto. Int J Oral Maxillofac Surg. Jan 2018;47(1):125-32.
83. Korsch M, Peichl M. Estudo Retrospetivo: Aumento da Crista Lateral com Dentina Autógena: Tooth-Shell Technique vs. Bone-Shell Technique. Int J Environ Res Public Health. 19 de março de 2021;18(6):3174.
84. Korsch M. Técnica da concha dentária: Uma prova de conceito com a utilização de enxertos de blocos de dentina autógena. Aust Dent J. junho de 2021;66(2):159-68.

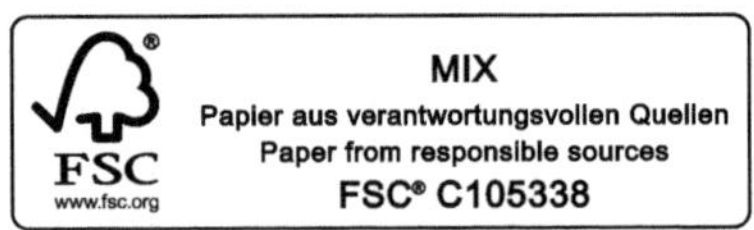

Printed by Books on Demand GmbH, Norderstedt / Germany